꿀잠의 과학

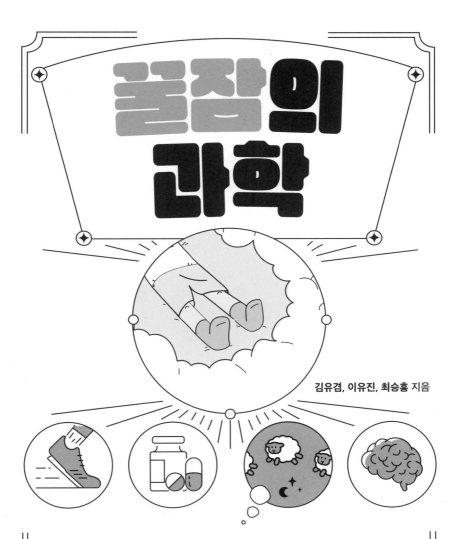

김유겸, 이유진, 최승홍 지음

불면을 숙면으로 바꾸는
서울대 교수 3인의 처방전

위즈덤하우스

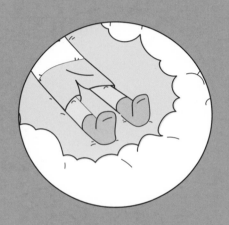

꿀잠을 자려면 생각부터 바꿔야 한다

월요일 아침부터 피곤한가? 왠지 머리가 맑지 않은 느낌인가? 목뒤는 뻐근하고 몸이 찌뿌둥한가? '예'라고 답했다고 한숨 쉬지 마시라. 혼자만 그런 것이 아니다. 우리나라 사람들 대부분이 이런 몸 상태로, 원래 그러려니 하며 살아간다. 그런데 도대체 왜 우리 사회는 모두가 피로에 절어 살까? 가장 큰 이유는 바로 잠 때문이다. 잠만 잘 자도 많은 부분이 해결되는데, 알면서도 잘 못 잔다. 피로가 쉽게 풀리지 않고 머리가 무겁다면, 그래서 잘 자고 싶은데 방법이 마땅치 않다면 이 책을 끝까지 읽어보길 권한다.

한국인은 세계에서 가장 열심히 일하지만 열심히 자려고 하지는 않는다. 잘 자는 일은 공부하고 업무 성과를 내는 것처럼, 어렵지만 노력이 필요한 일이다. 미인은 잠꾸러기라는 옛말이 있

다. 예뻐지려면 잘 자는 것이 중요하다는 뜻이지만 이것이 전부
는 아니다. 예쁜 여자는 하는 일 없이 잠이나 잔다는 시기 어린
편견과 게으르고 할 일 없는 사람이나 잠을 충분히 잘 수 있다는
비아냥거림이 숨어 있다. 잠에 대한 우리 사회의 부정적 인식이
그대로 담겨 있는 것이다. 잠의 중요성에 대한 지식과 정보가 널
리 보급된 지금도 마찬가지다. 우리 사회는 잠을 한가하게 노는
사람이나 마음껏 즐길 수 있는 '여가생활'처럼 취급하고 있다. 충
분한 잠과 성실성이나 능력, 성공 같은 단어들은 어울리지 않는
것으로 여긴다.

　잠에 대한 이러한 곱지 않은 시선은 아직도 잠의 중요성을 제
대로 인식하지 못하기 때문이다. 이는 실제로 한국인의 수면시
간이 매우 부족하다는 통계에서도 잘 나타난다. 우리나라는 잠
부족 국가다. 세계적인 가전기업 필립스(Philips)가 2017년부터 매
년 실시하는 글로벌 수면 설문조사(Global Sleep Survey)가 있다. 13개
나라(미국, 브라질, 네덜란드, 영국, 프랑스, 독일, 이탈리아, 인도, 호주, 싱가포르, 중국, 일
본, 한국) 1300명을 대상으로 실시한 최근 결과(2021년)에 따르면, 한
국인은 평일 수면시간이 평균 6.7시간에 그쳤다. 이는 미국 질병
통제센터(Centers for Disease Control, CDC)가 제시한 최소 필요 수면시
간에도 못 미치는 것이다. 수면 전문가가 일반적으로 권장하는
성인 수면시간인 7~9시간보다 많게는 3시간 가까이 짧다. 당연
히 잠이 모자라다고 느낄 수밖에 없다. 자는 시간이 턱없이 모자
란데 만족도라고 높을 리 없다. 한국인 응답자(999명) 중 41퍼센트

만이 수면에 만족한다고 답했다.

한국인이 부족한 잠을 잔다는 결과는 다른 조사에서도 반복해서 나타났다. 경제협력개발기구(OECD)가 2016년 발표한 통계에 따르면 한국인의 평균 수면시간은 7시간 41분으로 38개 회원국 중 가장 짧았다. 회원국 평균인 8시간 22분과 비교해 30분 이상 덜 잔다는 결과다. 수면부족 부문에서 당당히 1위를 차지한 것이다. 또 한국갤럽의 2013년 설문조사 결과에 따르면 한국인의 수면시간이 OECD 조사보다 1시간 이상 짧은 6시간 24분에 불과한 것으로 나타났다.

우리나라 사람들의 수면시간이 유독 짧은 이유는 무엇일까? 물론 워낙 바쁘고 여유가 없는 탓이다. 하지만 적게 자는 것을 미덕으로 여기고 잠을 줄여야 성공한다는 오래된 사회적 인식과 문화가 진짜 원인이다. "잠 좀 모자란다고 안 죽는다."고 말하며 수면의 중요성을 간과하는 태도 또한 여전히 큰 원인으로 작용한다. 실패하지 않고 살아남으려면 잠을 줄여야 한다고, 해야 할 일이 많아 시간이 부족하다면 덜 중요하고 만만한 잠부터 줄여야 한다고 여긴다. 문제는, 잠은 여유가 있어서 푹 자면 좋지만 바쁘면 좀 줄여도 괜찮은 '사치성 여가활동'이 아니라는 점이다. 잠은 시간이 남으면 자고 없으면 줄여도 되는 것이 아니라, 없으면 만들어서라도 반드시 잘 해야만 하는 중요한 활동이다. 건강하고 행복하게 살고 싶다면 말이다.

충분히 잘 자는 것은 생각보다 훨씬 중요하다. 건강하게 사는

데 잠이 영향을 미치지 않는 부분이 없다. 잠이 부족하면 피로가 쌓이고, 생체리듬이 깨지며, 면역력이 저하된다. 당연히 각종 바이러스와 전염병에 걸리기 쉬워진다. 코로나바이러스감염증-19 같은 바이러스 감염을 예방하는 데 있어서 잘 자는 것은 마스크를 쓰는 것만큼이나 중요하다. 잘 못 자면 뇌기능이 저하되기 때문에 학습 능력과 업무 효율성이 떨어진다. 잠 부족은 체중관리의 가장 무서운 적이기도 하다. 잠이 모자라면 식욕을 억제하는 호르몬인 렙틴(leptin) 수치가 낮아져 탄수화물과 단 것이 이상하게 당기기 때문이다. 게다가 호르몬이 제멋대로 나와서 체내에 지방과 당을 에너지로 바꿔 쓰는 능력이 떨어진다. 더 많이 먹고 덜 쓰니 당연히 지방이 쌓여 살이 찔 수밖에 없다. 몸만 나빠지는 것이 아니다. 수면이 부족하면 기분이 좋아지는 신경전달물질인 세로토닌(serotonin) 분비는 줄어들고 스트레스를 유발하는 코르티솔(cortisol) 분비가 늘어난다. 잠을 계속 못 자면 피로를 더 느낄 뿐 아니라 짜증이 늘고 우울증에도 걸리기 쉬워진다는 연구결과는 이제 놀랍지도 않다.

　일부러 안 자는 것보다 더 큰 문제가 있다. 자고는 싶은데 잘 못 자는 것이다. 국민건강보험공단이 제공한 최근 통계자료에 따르면 건강보험 가입자 중 불면증으로 요양기관을 방문한 인원이 2020년 67만 1307명으로 2016년보다 18만 명 가까이 늘었다. 겨우 5년 사이에 35퍼센트나 급증한 수치다. 남성의 경우 연평균 증가율이 10퍼센트를 넘는다. 불면증을 겪고 있다는 응답자가 40퍼센트에 육박한다는 설문조사 결과도 있다.

"다음 날 날 늦어도 7시엔 일어나야 하는데, 자정이 넘어도 잠이 오지 않으니 밤마다 쫓기는 기분이다.", "주변에 베개에 머리만 대면 잠이 든다는 사람을 만나면 그렇게 부러울 수가 없다." 이렇게 원할 때 짧고 굵게 깊이 잘 자고 싶은 욕구가 바빠서 잠못 드는 우리 사회에 넘쳐나고 있다. 숙면에 관심이 높아지면서 '꿀잠'을 돕는 수면 용품 시장도 덩달아 커지고 있다. 잠을 뜻하는 '슬립(sleep)'과 경제를 뜻하는 '이코노미(Economy)'를 합친 '슬리포노미'라는 신조어가 생길 정도로 이제 잠은 하나의 산업이 됐다. 한국수면산업협회에 따르면 국내 수면 시장의 규모는 지난 2011년 4800억 원에서 2015년 2조 원을 기록했으며 2021년에는 3조 원 규모까지 성장한 것으로 추정된다고 한다. 수많은 사람이 꿀잠을 자려 아낌없이 돈을 쓰고 있다.

이렇게 수면 관련 상품이 다양해지고 좋은 잠에 투자하는 사람이 많으니 불면증이 좀 줄어들어야 하는 것 아닐까? 그렇지가 않아서 문제다. 사실 수면 관련 상품이 다양하고 많다는 것은 특별히 효과 있는 상품이 없다는 의미이다. 여태까지 써본 도구나 약이 크게 도움이 안 되니, 효과 좋다는 새 수면 용품만 나오면 귀가 솔깃해지는 것이다. 자는 시간은 줄이고 잠의 질은 높이는 손쉬운 해결책에 대한 욕구가 그 어느 때보다 크다. 그런데 딱히 그런 묘약이 없으니 새로운 약과 용품만 늘어나고 수면 산업의 규모만 커진다. 일부에서 애용한다는 의혹을 받는 수면마취제 프로포폴(propofol)처럼 단번에 재워주는 방법이 늘 통하면 좋겠지만 세상에 거저 되는 일은 없는 것 같다. 부작용이나 중독 없이 효과가 확끈한 약물은 아직 없다. 게다가 효과가 일시적인 프로포폴 같은 마취제를 잘 때마다 쓸 수도 없는 노릇이 아닌가. 부작용이 없다 해도 말이다.

이렇게 돈만 들고 효과도 없는 수면제나 수면 용품 말고 진짜 해결책이 있다면 좋을 것이다. 이 책에서 그 방법들을 소개하고자 한다. 잘 못 자는 이유가 수없이 많으므로 그 원인과 상황에 따라 다양하고 현실적인 개선 방안들을 모았다. 수면제보다 더 잠 잘 오는 비결이 있다. 쉽고 저렴하며 부작용도 없는 방법이 다행히 이 책에 있다.

지금까지 많은 책들이 수면에 대해 이야기했지만, 한국인에게 맞춤한 수면 전문서는 없었다. 그리고 잠에 대한 과학적 연구 결과는 아주 최근에야 활발하게 나오기 시작했다. 잠은 인류 역사와 함께한 너무나도 익숙한 일인 동시에 생물학적 수수께끼로 가득한 최첨단 과학 분야이다. 그만큼 전문가도 드물다. 이에 수면 전문가인 서울대학교 교수 세 명이 모였다. 1장과 4장을 쓴 정신건강의학과 이유진 교수는 20년 동안 수면의학을 연구한 수면장애 전문가이고, 2장을 쓴 영상의학과 최승홍 교수는 10년 이상 뇌과학을 전공하며 수면 시 우리 뇌에서 벌어지는 현상을 연구하고 있다. 3장을 쓴 체육교육과 김유겸 교수는 스포츠 활동이 우리 신체 및 정신 건강뿐만 아니라 사회에 미치는 영향에 대해 평생 배우고 연구한 건강 전문가로, 숙면에 다가설 수 있는 구체적인 운동 요법을 해법으로 제시한다. 이 세 저자가 각자의 전문 분야를 살려 책의 1장에서는 수면에 관한 기초 지식과 수면 장애의 종류와 치료법 등을 소개하고, 2장에서는 수면과 관련된 가장 최신의 의학적 성과, 특히 수면이 치매 같은 뇌 질환에 어떤 영향을 미치는지에 대해 이야기한다. 그리고 3장에서는 불면을 해결할 한국인의 특성에 맞는 상황별 맞춤 운동을 처방하고, 마지막 4장에서는 Q&A를 통해 오늘 밤 잘 자기 위한 다양한 궁금증에 해법을 제시한다.

　인간의 수면 패턴은 너무나 다양하다. 이 다양한 수면 패턴에 영향을 주는 요인 또한 다양하다. 하지만 잘 자고 싶어 하는 마음만은 누구도 다르지 않을 것이다. 이 책을 통해 수면을 잘 이해하고, '잠 못 드는 밤'을 떠나보내기를 바란다. 불안해하지 않고 평안한 마음으로 잠들고, 개운한 기분으로 잠에서 깨어나 신나게 활동하는 자연스러운 하루 주기를 경험하기를, 낮과 밤이라는 자연스러운 파도에 편안하게 자신을 맡겨보기를 바란다. 그리고 '꿀잠의 과학'을 몸과 마음으로 느끼는 데 이 책이 무한히 기여하기를 진심으로 바란다.

김유겸, 이유진, 최승홍

차례

1장   당신은잘자고있습니까

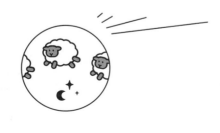

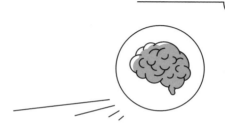

2장　수면부족이 우리 뇌를 위협한다

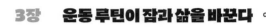

3장   운동 루틴이 잠과 삶을 바꾼다

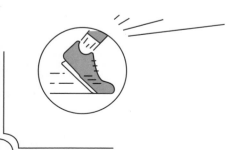

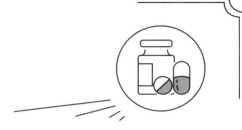

4장 수면과 불면, 그 사이 어딘가를 헤매는 당신에게

Q 나이가 드니 자꾸 자다가 중간에 깨는데, 이유가 뭔가요?

Q 몸은 너무 피곤한데 잠들기 어려운 이유는 뭘까요?

Q 평일에 4~5시간 정도 자고 주말에 몰아서 자는 것이 건강에 도움이 되나요?

Q 밤 10시에서 새벽 2시까지가 수면 황금시간이라는데, 반드시 이 시간을 지켜서 자는 것이 좋을까요?

Q 아침형 인간과 저녁형 인간은 수면의 질이 크게 다른가요?

Q 10대 자녀의 시험기간에는 수면시간을 어떻게 관리해야 좋을까요?

Q 자다가 이를 가는 이유는 뭘까요?

Q 몽유병은 왜 생길까요?

Q 폐경을 하면 불면증이 나아질까요?

Q 임신과 출산으로 인해 수면장애가 생길 수 있나요?

Q 우울증이 수면에 영향을 미칠까요?

Q 똑바로 누워 자거나 옆으로 누워 자는 등의 수면자세도 숙면에 영향을 미치나요?

Q 딱딱한 매트리스나 낮은 베개 등 수면환경을 이루는 요소들에 정답이 있는 걸까요?

Q 야식이 잠자는 데 도움이 되나요?

Q ASMR이나 수면음악이 숙면에 도움이 될까요?

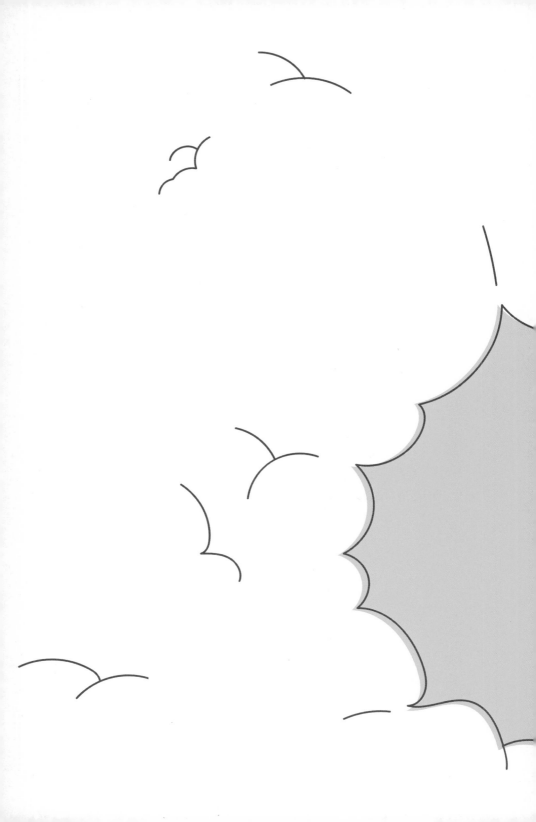

1장

당신은 잘 자고
있습니까

"만일 수면이 인간에게 있어서 중요한 기능을 하지 않는다면
그것은 진화 과정의 중대한 실수이다."
- 앨런 렉트셰이펀(Allan Rechtschaffen)

수면이란
무엇인가

~~~~~

수면과 수면 중 이상행동에 대해서는 기원전 400년 히포크라테스 때부터 기술되어 왔다. 하지만 과거 수면은 각성과 죽음의 중간 단계 정도로 여겨졌을 뿐 그리 중요하게 생각되지 않았다. 살아 있을 때 보이는 여러 생명 현상이 그저 잠시 멈춰 있는 상태라고 생각했던 것이다. 그리스 신화에서도 이에 대한 재미있는 예를 찾을 수 있다. 잠의 신 히프노스(hypnos)와 죽음의 신 타나토스(Tanatos)가 의붓형제로 그려진다는 점이다. 19세기 영국의 화가 존 워터하우스(John William Waterhouse)는 이들 형제에 대한 그림을 남기기도 했다.

이처럼 과거에는 수면이 상당히 수동적인 상태로 인식되어 수면의학에 대한 연구가 다른 뇌과학 분야보다 뒤처졌던 것이 사실이다. 하지만 1950년대 시카고대학교의 생리학자였던 나다니

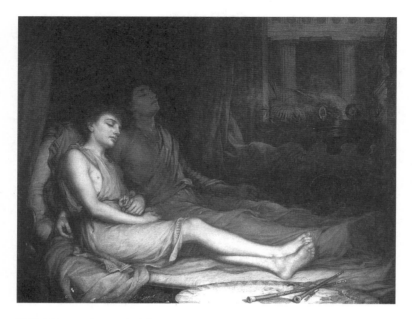

존 워터하우스, 〈히프노스와 타나토스 Sleep and his half-brother Death〉(1874)

엘 클라이트만(Nathaniel Kleitman) 교수가 주기적이고 빠른 안구운동이 관찰되는 수면의 단계인 렘수면(REM sleep)을 발견하면서 수면이 수동적이 아닌 역동적인 상태로 인식되기 시작했고, 이후 많은 과학자들의 관심 속에서 다양한 연구가 진행되었다. 우리는 매일 잠을 자고 잠에서 깨어 일상을 반복한다. 하루 24시간을 사는 우리가 매일 8시간 정도 잔다고 가정하면, 우리는 삶의 3분의 1을 자면서 보낸다고 할 수 있다. 그러니 양적으로도 수면은 우리 삶의 중요한 부분인 것이다.

　수면을 행동의 관점에서 정의해보자. 움직임이 없는 상태가 지속될 때를 '수면'으로 정의하고 활발하게 활동하는 시간을 '각성'이라고 한다면, 모든 개체는 활동기와 비활동기로 나눌 수 있으므로 바이러스부터 포유류까지 수면을 한다고 할 수 있다. 행동의 관점에서 수면은 생리적으로 운동성이 떨어지고 외부자극에 대한 반응성이 떨어져 있는 상태로 정의되기 때문이다.

하지만 좀더 과학적으로 정의한다면, 중추신경으로부터 뇌파를 기록하고 이를 분석하여 특징적인 뇌파의 현상을 관찰할 수 있을 때를 수면으로 정의하는 것이 더 정확하다. 그렇게 되면 뇌과학적 관점에서 중추신경계가 존재하는 개체여야만 수면을 한다고 말할 수 있게 된다. 수면은 '혼수(coma)'나 '혼미(stupor)' 상태처럼 의식이 떨어져 있는 신경학적 상태와는 다르다. 이를 구분하는 중요한 기준은 깨웠을 때 비교적 쉽게 각성 상태로 돌아올 수 있는 가역적 상태인가 하는 점이다.

우리는 생존을 위해 반드시 잠을 자야 한다. 신체와 정신의 건강을 유지하려면 건강한 수면이 꼭 필요하다. 자고 깨는 것은 중추신경계, 즉 뇌에서 조절되는 과정이다. 우리가 자는 동안 뇌는 아무것도 하지 않고 쉰다고 생각하기 쉽지만 수면 중 뇌의 상태는 예상과 달리 상당히 활동적이다. 대표적인 예가 위에서 언급한 렘수면 단계이다.

인간이 자지 않고 살 수 있을까. 수면연구의 선구자 앨런 렉트셰이펀(Allan Rechtschaffen)은 "만일 수면이 인간에게 있어서 중요한 기능을 하지 않는다면 그것은 진화 과정의 중대한 실수이다."라고 말한 바 있다. 수면은 우리 삶의 상당 시간을 차지할 뿐만 아니라, 아주 중요한 기능을 하고 있다. 수면의 대표적인 기능은 체온조절과 에너지 보존이다. 또한 면역기능에도 관여한다. 때문에 동물에게서 수면을 박탈하면 면역기능이 저하되어 감염으로 죽음에 이른다. 인간 또한 수면을 박탈하면 간염이나 인플루엔자 등의 예방접종 후에도 항체 형성이 저하된다고 보고되었다. 수면은 기억에도 중요한 역할을 하는데, 수면의 단계에 따라 서파수면(slow wave sleep)과 렘수면 모두 기억의 저장에 중요한 역할을 한다는 점이 밝혀졌다. 서파수면이란 수면의 여러 단계 중 가장 깊은 수면으로, 주된 특징으로 느린 뇌파가 관찰되어 '서파'로 부른다. 이는 뒤에 설명할 수면의 단계 중 3단계 비렘수면에 해당한다. 수면과 기억이 밀접하게 연관되어 있음을 볼 때, 학생들은 공부를 하고 난 뒤에 충분한 잠을 자야 학습내용이 장기기억으로 저장된다는 점을 꼭 기억해야 할 것이다.

렘수면은 뇌신경회로에 자극을 주어 뇌신경망을 유지하는 데에도 관여한다. 운동이나 질병, 임신은 수면 요구량을 늘리는데, 특히 운동은 서파수면을 늘리고 스트레스와 같은 강한 정신적인 자극은 렘수면을 늘리는 경향을 보인다.

수면의
구조

~~~~~~~~~~

인간은 뇌파를 통해 다양한 의식상태를 기록하고 증명할 수 있게 되었다.

1929년 독일의 정신과의사 한스 베르거(Hans Berger)가 인간의 뇌에서 전기적 신호를 측정하여 뇌파를 기록하기 시작하면서부터다. 1935년 알프레드 리 루미스(Alfred Lee Loomis)는 뇌파를 기록하여 수면의 단계를 A, B, C, D, E 다섯 단계로 기술했는데, 그는 비렘수면 2단계 뇌파의 특징인 수면방추파(sleep spindle)에 대해 최초로 보고했다. 수면방추파는 낮은 진폭과 12~16헤르츠의 주파수 범위를 갖는 뇌파 상태이다. 그 후 1950년대에 렘수면이 발견되었다. 렘수면은 나다니엘 클라이트만 교수의 제자가 자신의 아기가 자는 모습을 관찰하면서 처음 발견했다. 잠자고 있는 아기의 눈동자가 주기적으로 움직이는 것을 발견한 뒤 이를 뇌파

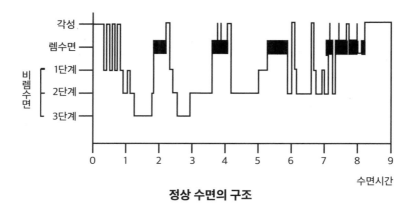

정상 수면의 구조

와 안전도 등 전기적 신호를 통해 기록하면서 공식적으로 학계에 보고되었다.

1960년대에는 야간 수면다원검사(nocturnal polysomnography)가 수면장애를 진단하고 판독하려는 목적으로 여러 병원에서 사용되기 시작했다. 1969년부터는 앨런 렉트셰이펀과 앤서니 케일스(Anthony Kales)가 제시한 수면 단계 판독규칙에 맞추어 일관되게 수면의 단계를 판독하게 되었다. 2007년 이후로는 미국수면의학회(American Academy of Sleep Medicine, AASM)에서 공식적으로 더욱 통일된 수면다원검사 판독규칙을 제시했고, 전 세계 수면의학자들이 이에 따라 수면 단계나 수면 중 호흡과 움직임 등을 판독하게 되었다. 수면의학의 관점에서 인간의 의식상태는 깨어 있는 각성상태, 비렘수면 상태, 렘수면 상태로 구분할 수 있다. 빠른 안구운동을 의미하는 '렘(rapid eye movement, REM)'의 유무에 따라 비렘수면과 렘수면으로 구분한다.

　비렘수면은 수면의 깊이에 따라 3단계로 구분하는데, 비렘수면 1, 2단계를 얕은 수면, 3단계를 깊은 수면 혹은 뇌파의 특징에 따라 서파수면이라 한다. 수면다원검사에서는 대개 뇌파의 특징으로 비렘수면의 단계를 구분한다. 비렘수면 중에는 깨어 있을 때와 비교하여 심박동수, 혈압, 호흡수 등 대부분의 생리적 신호의 활성도가 저하된다. 예를 들어, 뇌의 활동성이 떨어지는 1단계 비렘수면부터 3단계 비렘수면인 서파수면으로 깊어질수록 신체가 이완되어 혈압이 떨어지고, 호흡수와 심박동수가 감소하며, 뇌혈류량도 줄어든다. 즉 비렘수면은 휴식을 취하는 수면인 것이다.

　반면 렘수면 중에는 깨어 있을 때와 비슷한 뇌파 양상을 보이며 빠른 안구운동이 관찰된다. 우리는 대부분 80퍼센트 이상의 꿈을 렘수면 단계에서 꾸기 때문에 렘수면은 흔히 '꿈꾸는 잠'으로 알려져 있다. 흥미로운 현상은 렘수면 중에는 수면 중임에도 불구하고 뇌의 활동성이 증가한다는 것이다. 체온과 혈압, 호흡, 심박동수 등 신체의 생리적 현상들이 불규칙해지면서 변동성이 커지고 체온이 변온상태가 된다. 그래서 렘수면을 역설적 수면(paradoxical sleep)이라고 부르기도 한다. 하지만 렘수면 중 생리적 변화의 가장 큰 특징은 호흡근육, 안구운동근육 등 일부 근육을 제외한 대부분의 근육긴장도가 저하되어 신체가 마비되는 현상이 나타난다는 것이다. 그래서 정상적인 수면의 경우 렘수면 중에는 근육마비 현상으로 인해 꿈의 내용을 행동으로 옮기지 못한다.

보통 성인의 정상 수면의 구조는 비렘수면이 전체의 70퍼센트, 렘수면이 20~25퍼센트, 각성이 5~10퍼센트를 차지한다. 또한 비렘수면과 렘수면이 주기적으로 번갈아 나타나는데, 이러한 패턴은 90~120분 정도의 주기를 가지고 하룻밤 중 4~6회 반복된다. 3단계 비렘수면은 수면의 전반부에 주로 나타나고 이후 점차 감소한다. 반면 렘수면은 잠이 들고 난 이후 90~120분이 지나서 처음 나타나고, 시간이 지나면서 수면의 후반부, 즉 새벽녘에 흔히 나타난다.

얼마나
자야 하나

~~~

그렇다면 우리는 과연 얼마나 자야 하는가? 인간이 생존하려면 하루 3~5시간 정도는 자야 한다고 알려져 있다. 하지만 이 정도의 수면시간으로는 대개 낮에 졸음이 오고 일상생활에서 수행능력과 인지기능이 감소한다. 그렇다면 일상생활을 잘 영위하고 충분히 정신을 차린 채로 깨어 있으려면 어느 정도의 수면시간이 필요할까?

일반인 대상의 대규모 조사를 한 통계분석 연구를 기반으로 "7~8시간은 자야 오래 산다.", "수면시간은 너무 짧아도 너무 길어도 좋지 않다."는 언론보도를 흔히 접한다. 얼마나 자야 하는지에 대한 대답으로 이 또한 틀린 것은 아니지만, 더 정확한 답은 적정 수면시간은 사람마다 모두 다르다는 것이다. 즉 잠이 원래 많은 사람도 있고 적은 사람도 있다. 필요한 수면시간은 우리의 생김새가 다르듯이 사람마다 제각기 다르다. 간단하게 말하자면, 낮에 업무나 공부, 운동 등 일상생활에 지장이 없을 만큼의 수면시간이 적정 수면시간이다.

잘 시간이나 여유가 없어서 수면부족에 시달리는 사람과 달리 충분히 잘 수 있는 시간과 기회가 주어졌음에도 하루 6시간을 못 자는 사람들이 있다. 그럼에도 낮에 졸리거나 피곤하지 않고 일상생활에 지장이 없는 이들을 '숏 슬리퍼(short sleeper)'라 부른다. 과거 연구에서는 이런 숏 슬리퍼는 열심히 일하는 사람에게 많으며, 기분 상태가 약간 조증적 성향을 보인다고도 했다.

반대로 하루에 9시간 이상은 자야 낮에 활동하는 데 문제가 없는 '롱 슬리퍼(long sleeper)'는 남자의 2퍼센트, 여자의 1.5퍼센트에서 보고될 정도로 드문 편이다. 이들에게서는 다소 불안하고 약간 우울한 성격이 보고되기도 했다. 다만 롱 슬리퍼를 판별할 때 성인보다 수면시간이 더 긴 청소년이나 아동은 연령별 수면시간을 고려해야 한다. 롱 슬리퍼는 가족력이 있는 경우가 많으며, 생활환경이 긴 잠을 잘 수 없는 상황일 경우 심한 주간 졸림을 호소하며 수면 클리닉을 찾아오기도 한다.

수면다원검사를 해보면 숏 슬리퍼와 롱 슬리퍼 모두 정상적인 수면의 구조를 보였고, 특히 두 군 모두 비슷한 양의 깊은 잠인 서파수면이 관찰되었다.

수면부족은 정신적, 신체적으로 여러 건강 문제를 야기할 수 있기 때문에 미국국립수면재단(National Sleep Foundation)에서는 연령대별 권장 수면시간을 제시하고 있다. 이 권장 수면시간은 그동안 이루어졌던 연구결과들을 종합하고 전문가들이 합의하여 제시한 것으로, 신생아기부터 노년기까지 연령별로 나뉘어 있다. 신생아기의 권장 수면시간은 하루 14~17시간인데, 이때에는 렘수면이 총 수면의 50퍼센트 이상을 차지한다. 아기가 자라면서 렘수면의 비율이 줄어들어 6개월에는 전체 수면의 3분의 1정도가 되고, 만 2세가 되면 성인기와 비슷한 수준인 전체 수면의 20~25퍼센트로 줄어든다. 그리고 만 5세가 되면 수면시간 자체가 줄면서 대개 낮잠을 자지 않게 된다.

깊은 잠인 서파수면은 생후 2~6개월에 뇌가 발달하면서 나타나 아동기에 가장 길어지고, 사춘기를 지나 청소년기부터는 서서히 줄어들며, 60세 이후에는 뚜렷하게 감소한다.

아동기에서 청소년기를 거치면서 겪는 또 다른 큰 변화는 일주기 리듬이 지연되어 늦게 자고 늦게 일어나는 올빼미 패턴을 갖게 된다는 점이다. 취침시간과 기상시간이 점차 늦춰지게 되는데, 이런 일주기 리듬의 지연은 청소년기를 지나 22세 무렵에 최고조에 이르며 길게는 3시간 정도까지 미뤄진다.

18~64세 성인기의 권장 수면시간은 하루에 7~9시간이다. 65세 이상 노년기의 권장 수면시간은 7~8시간인데, 노년기가 되면 서파수면이 더욱 감소하고 수면분절이 많아져 수면 중 자주 깨게 된다. 따라서 수면 유지의 지표인 입면 후 각성(wake after sleep onset, WASO) 시간이 증가한다. 이렇게 자다가 자주 깨고, 깨어 있

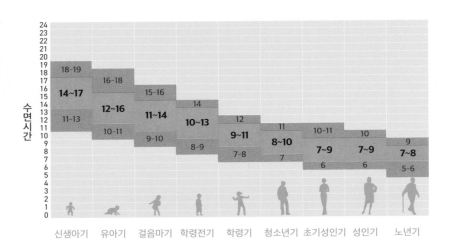

연령대별 권장 수면시간(미국국립수면재단)

는 시간이 증가하니, 침상에 누워 있는 시간은 길지만 실제 수면 시간이 짧아져 수면 효율이 감소하게 된다. 청소년기와는 반대로 노년기에는 일주기 리듬이 진전되어 일찍 자고 새벽에 일찍 일어나는 종달새 같은 패턴을 보인다.

동물은 개체에 따라 수면시간이 매우 다양한데, 말은 하루 2시간 이하로 적게 자지만, 고양이는 12.5시간 정도로 많이 자는 편이고, 큰갈색박쥐의 경우 하루 20시간 이상의 긴 잠을 잔다. 또 인간처럼 통잠을 자는 게 아니라 여러 번에 나눠서 자는 특징이 있다. 반려 동물의 수면 패턴을 보면 이런 현상을 쉽게 관찰할 수 있다. 렘수면의 양도 다양해서 오리너구리의 렘수면은 하루 8시간 정도지만 돌고래에게서는 렘수면이 전혀 관찰되지 않는다.

우리는 왜
자야 하는가

~~~~~~~~

수면의 생리적 기능을 규명하기 위해 잠을 못 자게 하는 수면박탈 연구는 주로 동물실험으로 이루어졌다. 연구방법적인 면을 살펴보면, 수면박탈 연구는 일정 기간 완전히 잠을 재우지 않고 진행하는 전수면박탈(total sleep deprivation), 짧게 잠을 자도록 하는 부분수면박탈(partial sleep deprivation), 렘수면이나 비렘수면, 서파수면과 같이 특정 수면 단계에서 잠을 깨우면서 하는 선별적 수면박탈(selective sleep deprivation)과 수면분절법(sleep fragmentation) 등이 있다.

동물실험에서 수면박탈을 시행했을 때는 음식물 섭취 증가, 체중감소, 체온저하, 피부장애가 나타났으며, 박탈 정도가 심한 경우에는 사망에까지 이른다고 보고되어 있다. 수면박탈에 대한 실험은 러시아 학자인 마리아 마나세이나(Maria Manaseina)가 1894년 보고한 결과가 많이 알려져 있다. 열 마리의 강아지를 두 그룹으로 나누어, 한 그룹은 잠을 재우지 않고 다른 한 그룹은 음식을 주지 않았다. 음식을 주지 않은 강아지 군은 3주까지 생존했으나, 잠을 재우지 않은 강아지들은 5일 내에 모두 사망했다. 이런 결과를 기반으로 완전한 수면박탈은 치명적일 수 있음이 알려졌다. 이후에 이루어진 실험 쥐 실험에서도 완전히 수면을 박탈당한 쥐는 11~32일 만에 사망했고, 렘수면을 박탈당한 쥐는 16~54일 뒤에 사망했다.

과거에 수면박탈 연구는 주로 수면박탈이 체온이나 섭식 같은 생리적인 면이나 수행능력에 어떤 영향을 주는가를 중심으로 이루어져 왔다. 연구결과들을 정리해보면, 수면을 박탈당하면 음식물 섭취와 에너지 소모가 증가한다. 또 수면박탈 초기에는 체온이 증가했으나 지속적으로 박탈하면 체온이 감소했다. 내분비적으로는 성장호르몬, 갑상선호르몬, 식욕조절 호르몬인 렙틴(leptin) 등이 감소했다. 그리고 면역세포인 NK세포(Natural-killer cell)의 기능이 약화되어 면역체계가 무너지게 된다. 즉 잠을 자지 못하면 더 많이 먹고, 체온 조절이 어려우며, 우리 몸의 면역체계와 호르몬 분비가 무너지게 된다는 것이다.

인지적인 측면에서는 잠을 자지 않으면 각성도와 실행능력이 감소하여 집중력과 기억력이 떨어지게 되는데, 이런 인지저하는 수면을 박탈한 시간에 비례한다.

또한 기분이나 정서의 측면에서 부분적인 수면박탈은 기분을 경조증상태로 만든다는 보고가 있어, 과거에는 수면박탈을 통해 우울증을 치료하려는 노력도 있었다. 하지만 이러한 부분적인 수면박탈법으로는 우울증이 호전되는 효과가 지극히 일시적이라서 현재 보편적으로 사용되지는 않고 있다. 이 밖에도 많은 수면박탈 연구에서 잠을 자지 않으면 감정기복, 예민함, 분노, 공격성이 증가하는 것으로 보고되었다. 요약하면, 잠을 잘 자야 기억력과 집중력이 좋아지고, 감정조절도 잘 하게 되어 정신적으로 건강한 상태를 유지할 수 있다.

자고 깨는 것은
어떻게 조절되나

～～～

수면과 각성의 조절을 설명하는 유명한 가설인 알렉산더 보르벨리(Alexander Borbély)의 '두 과정 모델(The two process model of sleep regulation)'은, 일주기 리듬과 항상성 과정이 상호작용하여 수면과 각성을 조절한다는 이론이다.

일주기 리듬은 뇌 시상하부(hypothalamus)의 시교차 상핵(suprachiasmatic nucleus, SCN)에 그 중추가 있어 일주기 각성 신호를 통해 수면-각성을 조절한다. 즉 낮 동안은 각성 신호가 증가하고 밤에는 감소한다는 것이다. 이러한 일주기 리듬의 존재는 심부 체온의 변화와 멜라토닌(melatonin) 농도, 코르티솔(cortisol) 농도 등이 시간에 따라 변화하는 것으로 확인할 수 있다. 해가 뜨고 지면서 발생하는 빛이나 규칙적 식사시간, 일상 루틴과 같은 외부 시간 자극(zeitgeber)이 없는 상태에서도 우리는 약 24시간의 주기성을 가지고 생활한다. 우리는 이러한 외부 시간 자극에 의해 24시간에 맞추어 생활하게 되고 이 과정에 시교차 상핵이 중요한 역할을 한다.

항상성 과정에서는 깨어 있는 시간이 늘어날수록 증가하는 수면압력(sleep pressure)이 주된 역할을 한다. 깨어 있는 시간이 늘어날수록 뇌에는 아데노신(adenosine)이 축적되어 졸음이 증가하고 회복 수면 욕구가 생기게 된다. 그러면 아데노신 수용체가 자극을 받아 신경억제작용이 일어나 각성을 담당하는 신경전달물질의 활동이 억제되는 것이다. 이때 실제 수면을 취하면 이런 수면압력이 감소한다. 우리가 졸음을 쫓기 위해 먹는 카페인은 아데노신 수용체 길항작용이 있어 각성을 일으키는 것이다.

수면-각성의 조절에 대한 두 과정 모델을 정리해보면, 우리는 일주기 리듬을 통해 각성 신호가 감소하고 항상성 과정을 통해 수면압력이 높아지면서 잠을 자게 된다. 또 수면을 취해 수면압력이 다시 낮아지고 일주기 리듬의 각성 신호가 증가하면 잠에서 깨게 되는 것이다.

수면과 각성에는 중간 상태란 없다. 각성 상태나 수면 상태, 둘 중 하나다. 이는 뇌에서 각성과 수면을 조절하는 플립-플롭(Flip-flop) 조절로 만들어진다. 이 플립-플롭의 양쪽에는 각성을 일으키는 뇌신경핵들과 수면을 유발하는 뇌신경핵들이 있다. 이들은 다양한 신경전달물질을 통해 서로가 서로를 억제하는데, 한쪽이 반대쪽을 더 강하게 억제하면 해당 상태가 활성화되는 방식으로

보르벨리의 두 과정 모델(1982)

조절된다.

　수면과 각성은 뇌 안의 특정한 수면-각성 중추에 의해 조절되는 것이 아니다. 주로 뇌간(brain stem) 등에 위치한 다양한 부위들의 상호 억제와 활성화를 통해 조절되는 복잡한 과정이다.

　먼저 각성을 일으키는 기전을 살펴보자. 뇌간이 대뇌피질로 연결되어 각성을 일으키는데, 이를 상행망상활성계(ascending reticular activating system, ARAS)라 한다. 그 과정에서 작용하는 신경전달물질로는 아세틸콜린(acetylcholine), 시상의 글루타메이트(glutamate), 시상하부에서 분비되는 히스타민(histamine), 뇌간의 노에피네프린(norepinephrine), 세로토닌(serotonin) 등이 있다. 수면은 이런 각성을 일으키는 신경전달물질들의 분비가 억제되면서 일어나

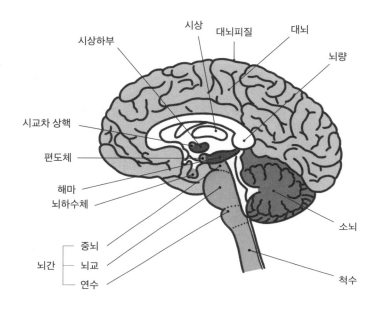

뇌의 단면도와 중추신경계

는데, 단순히 각성상태가 사라지면서 잠이 오는 것이 아니라 비렘수면 단계에서 활성화되는 시상하부 앞쪽의 감마 아미노부르티산(gamma-aminobutyric acid, GABA)과 뇌세포 속 갈라닌(Galanin)이라는 단백질이 ARAS의 주요 신경핵들에 억제성 신경전달을 유발하여 각성을 억제하기 때문이다. 반대로 시상하부 외측의 하이포크레틴[hypocretin, 오렉신(orexin)이라고도 함]은 각성을 유발하고 렘수면을 억제한다. 하이포크레틴이 결핍되면 기면병이라는 수면발작을 일으키는 질병이 생길 수 있다. 뿐만 아니라 하이포크레틴은 수면과 각성의 플립-플롭 스위치를 안정시키는 역할을 한다.

따라서 하이포크레틴이 부족한 기면병 환자들은 마치 스위치가 헐거워진 것처럼 깨어 있다가 잠이 들기도 하는 수면발작과 자다가 잘 깨기도 하는 불면증상이 동시에 나타난다.

렘수면에는 아세틸콜린의 활성 증가와 세로토닌이나 노에피네프린의 활성 감소가 관련이 있다.

세로토닌은 수면 조절에 중요한 역할을 한다. 세로토닌 신경핵은 뇌간의 등쪽에 위치하는데 세로토닌의 합성이 억제되면 수면도 억제되기 때문에, 빨리 잠들게 하거나 수면 중 자주 깨는 현상을 방지하기 위해 세로토닌 합성의 모체가 되는 트립토판(tryptophane)을 투여하기도 한다. 뇌간에서 생성되는 노에피네프린도 수면을 조절하는데, 노에피네프린의 활성이 증가하면 렘수면이 억제되고 각성상태가 된다.

이렇듯 수면과 각성, 비렘수면과 렘수면은 다양한 뇌의 영역과 신경전달물질들이 복잡한 상호작용을 하면서 조절되는 것이다.

일주기 리듬이란
무엇인가

~~~~~~~~

해외여행을 갔을 때 시차에 적응하지 못해 고생해본 경험이 한 번쯤 있을 것이다. 미국여행에서는 처음 며칠 동안 잠 들기가 힘들어 새벽녘에나 겨우 잠이 들었던 기억, 유럽여행에서는 초저녁부터 잠이 와서 정신없이 자다가 새벽에 깨어 지루하게 아침을 기다렸던 경험 말이다. 또 하나, 잠자는 것도 힘든데 한국 시간으로 세 끼 식사시간이 되면 어김없이 울리는 배꼽시계 때문에 곤란했던 경험도 있을 것이다.

　24시간 주기를 갖는 지구의 자전으로 인해 우리는 24시간 단위로 하루를 산다. 하루 주기는 해가 떠 있는 낮과 해가 진 밤으로 이루어진다. 시차가 있는 먼 해외로 여행을 가더라도 현지 시간에 곧바로 적응하면 시차로 인한 고생 따위는 하지 않을 텐데, 왜 한국 시간에 맞추어 자고 깨고, 한국의 식사시간에 맞추어 배

고픔을 느끼는 것일까.

사람의 몸에는 여러 가지 리듬이 있어 생체의 여러 기능들이 효율적으로 조절된다. 그 중 가장 중요한 리듬이 24시간 주기를 갖는 일주기 리듬이다. 인간을 포함하는 포유류에서는 뇌 시상 하부의 시교차 상핵에 존재하는 신경세포들이 낮과 밤에 따라 수면과 각성을 조절한다. 또한 식사나 대사 등 우리 몸의 다른 조직에서도 일관되게 보이는 일주기 리듬을 총 지휘하는 중심 생체시계의 역할을 한다. 즉 우리 몸에는 스스로 일주기 리듬을 조절하는 생체시계(biological clock)가 존재하고, 이것이 생체시계에 영향을 주는 외부의 인자들(해가 떠서 빛이 존재하고, 해가 져서 어두워지고, 시간에 맞추어 삼시 세끼 식사를 하는 등)과 조화를 이루어 24시간 주기에 맞추어 생활하게 되는 것이다. 이 생체시계의 주기는 정확히 24시간이 아니라 24시간보다 약간 길어 평균 24.2시간이다. 대략 24시간이라는 지구의 환경적 하루주기에 맞춰 살아가려면 외부자극에 적극 반응하여 우리 내부의 생체리듬을 매일 재조정해야 한다. 진화론의 관점에서 일주기 리듬은 지구의 자전으로 24시간 주기를 갖고 사는 지구의 모든 생물체들이 살아가는 데 반드시 필요한 기능이라고 할 수 있다.

일주기 리듬은 1700년대에 처음 발견되었다. 프랑스의 천문학자 장자크 도르투 드 마랑(Jean Jacques d'Ortous de Mairan)은 1729년 식물 미모사를 관찰하다가 미모사가 일정한 주기로 잎을 펴고 접는 것을 발견했다. 그는 해가 뜨면 잎을 펼치고 해가 지면 잎을

24시간 주기의 일주기 리듬

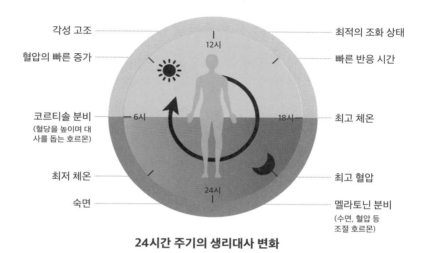

각성 고조 .... 최적의 조화 상태

혈압의 빠른 증가 .... 빠른 반응 시간

12시

코르티솔 분비 ...... 6시 ...... 18시 ...... 최고 체온
(혈당을 높이며 대
사를 돕는 호르몬)

최저 체온 .... 최고 혈압

24시

숙면 .... 멜라토닌 분비
(수면, 혈압 등
조절 호르몬)

24시간 주기의 생리대사 변화

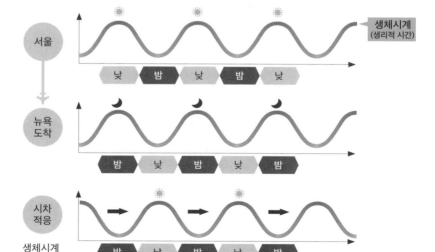

서울

생체시계
(생리적 시간)

| 낮 | 밤 | 낮 | 밤 | 낮 |

뉴욕
도착

| 밤 | 낮 | 밤 | 낮 | 밤 |

시차
적응

생체시계
재조정

| 밤 | 낮 | 밤 | 낮 | 밤 |

생체시계와 '시차 적응'

생체시계 분자들의 시차적응 조정은 대략 하루에 1시간 남짓씩 일어나는 것으로, 동물실험을
통해 확인되었다.

접는 미모사를 보고, 빛이 없는 곳에 미모사를 옮겨두고 다시 관찰했다. 그런데 빛이 없는 어두운 곳에서도 미모사는 여전히 일정한 주기로 잎을 펴고 접는다는 것을 확인하게 되었다. 빛이라는 환경에 상관없이 미모사 나름의 주기를 가지고 있었던 것이다. 이후 사람들은 이런 주기를 '일주기 리듬(circadian rhythm)'이라고 부르게 되었다. 이는 라틴어에서 유래한 용어로 'circa'는 원 혹은 둘레를 뜻하고, 'dia'는 'day', 즉 하루를 뜻한다. 이후 다른 생물과 사람에서도 수면이나 식사, 체온조절 등 다양한 신체현상에 일정한 주기가 존재한다는 것이 밝혀졌다.

최근 여러 연구에 의해 생체시계가 당뇨병, 비만, 암, 심혈관질환 등 중요한 질환들과 깊은 연관성이 있다는 것이 알려졌다. 예를 들어, 간헐적 단식이나 식사량을 줄이는 것보다 언제 먹는지가 체중조절에 더 중요하다는 주장이 제기되고 있다. 우리가 먹는 음식물의 대사도 일주기 리듬에 의한 생체리듬에 따라 이루어지므로 이 리듬에 맞추어 식사를 하면 더 효율적으로 체중감량을 할 수 있다는 것이다.

이렇듯 생체시계는 수면과 각성만이 아닌 우리 삶의 모든 부분에서 절대적인 역할을 하며 우리 삶의 질에 큰 영향을 미친다. 더 나아가 우리가 아침형 종달새 같은 패턴으로 살아갈지, 저녁형 올빼미의 패턴으로 살아갈지, 불규칙한 패턴으로 살아갈지도 생체시계 조절과 직접 연관되어 있다고 할 수 있다.

아침형 인간과
저녁형 인간

~~~~~~~~~

일반적으로 활동 및 취침 시각에 대한 선호가 양극단에 있는 사람들을 아침형(morning type)과 저녁형(evening type)으로 나눈다. 그리고 두 유형에 해당하지 않는 사람을 중간형(intermediate type)이라고 한다. 소위 종달새 유형이라고 하는 아침형은 취침 및 기상 시각이 이르고 하루 중 아침 시간대에 많은 활동을 하며 활력이 좋다. 반면 올빼미 유형이라고 하는 저녁형은 취침 및 기상 시각이 늦고 늦은 오후나 저녁 시간대에 활력이 더 높다. 아침형 인간은 새벽에 일어나 글 쓰고 운동도 하면서 아침에 중요한 일들을 많이 하는 반면, 저녁형 인간은 대개 밤에 되면 하고 싶은 일이 많고 집중도 잘 된다.

저녁형은 아침형보다 더 많은 수면시간을 필요로 하며 수면 효율이 낮은 편이다. 늦게 자는데 출근이나 등교 등으로 기상시간이 일정한 경우 수면부족이 많아 졸림을 호소하게 되고, 부족한 잠을 몰아 자다보면 불규칙한 수면패턴을 가지기 쉽다. 아침형은 이른 시각에 각성도가 높고 활기가 있는 데 반하여 저녁형은 늦은 저녁시간에 각성도가 높고 잠자리에 늦게 들려는 양상을 보인다. 아동 및 청소년의 경우 저녁형이 흔하다. 저녁형의 경우 흔히 잠 들기 힘들어 하는 불면증상과 주간 졸림 같은 수면문제를 보인다.

스웨덴 학자 혼(Horne)과 오스트버그(Östberg)는 아침형-저녁형 질문지(Morningness-Eveningness Questionnaire, MEQ)를 통해 일주기 유형을 나누어보고자 했다. MEQ는 일주기 리듬의 개인차를 구분하기 위한 설문평가 척도로서 세계에서 널리 사용하며 여러 나라에서 그 타당성이 검증되었다. 총 19문항으로 구성된 MEQ의 총점은 최저 16점에서 최고 86점까지이며, 점수가 높을수록 아침형일 가능성이 높다. 점수에 따라 저녁형(16~41점), 중간형(42~58점), 아침형(59~86점)의 세 가지 유형으로 분류한다. 1989년 칼라 스미스(Carlla Smith)는 기존의 수면 일주기 리듬을 측정하는 문항을 분석한 뒤 이를 선별하여 아침-저녁 활동형 척도(Composite Scale of Morningness and the Morning Affect Scale, CSM)를 구성했고, 이 또한 현재 흔히 사용하는 설문평가 척도가 되었다. (이러한 질문지는 저작권 문제로 이 책에서 다루기는 어려우나, 전문 수면 클리닉에서 진료를 받는 경우 경험해볼 수 있다.)

일주기 유형에 영향을 미치는 대표적인 요인은 연령이다. 예를 들어, 청소년기(만 12~17세)는 아침형에서 저녁형으로 변화하는 중요한 시기이다. 청소년기가 끝난 직후부터 점차 나이가 들면서 아침형 특성이 증가하는 경향이 있다. 따라서 저녁형 특성이 사라지는 것을 청소년기를 마감하는 생물학적 지표로 여기기도 한다. 청소년기에 보이는 극단적인 저녁형 특성은 성인이 되어서도 불규칙하고 건강하지 못한 생활습관을 갖게 하는 요인이 되기도 하고 학업 등 일상생활을 해나가는 데 방해가 될 수 있기 때문에 이런 경우 전문가의 도움을 받을 필요가 있다.

일주기 유형은 성격특성과도 관련이 있다. 1994년 미국 워싱턴대학교 교수인 클로드 클로닝거(Claude R. Cloninger)는 심리생물학적 모델과 일주기 유형의 관련성을 살펴본 연구에서 저녁형이 아침형보다 자극추구(novelty seeking)는 높고, 위험회피(harm avoidance)와 인내력(persistence), 자율성(self-directedness), 연대감(cooperation)은 더 낮다고 보고했다. 국내 연구에서도 마찬가지로 저녁형은 아침형보다 자극추구가 높고 위험회피와 자율성은 더 낮은 것으로 나타났다.

일주기 리듬은
유전되는가

～～～～

이런 일주기 리듬에 유전적 메커니즘이 있음을 발견한 과학자들이 있다. 2017년 스웨덴 카롤린스카 의과대학의 노벨위원회가 세 명의 과학자인 제프리 홀(Jeffrey C. Hall)과 마이클 로스배시(Michael Rosbash), 마이클 영(Michael W. Young)을 노벨생리의학상 수상자로 선정한 이유이다.

이에 앞서 1971년 미국의 시모어 벤저(Seymour Benzer) 교수와 로날드 코놉카(Ronald Konopka) 교수는 초파리를 이용한 연구에서 일주기 리듬과 연관되는 유전자 '피리어드(period, per)'를 최초로 발견했다. 그들은 per유전자 돌연변이를 갖고 있는 초파리들이 서로 다른 일주기를 보이는 것을 관찰하여 per유전자의 존재를 학계에 발표했는데, perS돌연변이는 19시간 주기를, perL은 28시간 주기, per0는 불규칙 주기를 보인다고 보고했다.

사실 노벨생리의학상을 수상한 제프리 홀은 벤저 교수의 연구실에서 '수컷 초파리의 노래를 부르는 구애 행동'에 대해 연구하던 연구자였다. 그는 수컷 초파리가 구애 노래를 1분 정도의 일정한 주기를 가지고 부르는 것을 관찰했는데, 일주기 유전자 per의 돌연변이에 따라 40초 주기, 76초 주기, 혹은 일정한 주기가 없는 불규칙 주기가 존재함을 발견했다. 하지만 당시에는 이런 유전자가 어떻게 일주기 리듬을 조절하는지 그 메커니즘에 대해서는 알지 못했다.

　1988년 제프리 홀과 노벨생리의학상을 공동 수상한 마이클 로스배시는 per유전자 단백질인 PER을 발견했고, 이 단백질 양이 낮과 밤에 따라 다르고 그 발현이 일정한 일주기 패턴을 보임을 알게 되었다. 제프리 홀과 마이클 로스배시는 연구를 지속했고, PER단백질과 per유전자의 mRNA(messenger RNA) 사이에 서로 영향을 주고받는 되먹임 기전(feedback)을 발견하여 1990년 국제 학술지인 〈네이처 Nature〉에 발표했다. 이 내용을 살펴보면 per유전자의 mRNA는 핵 내에서 합성되고 세포질로 이동하여 PER단백질을 발현하는데, 이후 이 PER단백질이 다시 핵 내로 이동하여 mRNA가 더이상 합성되지 않도록 막아 PER단백질이 스스로 주기를 조절하게 만든다는 것이다.

　하지만 제프리 홀과 마이클 로스배시는 PER단백질이 세포질에서 다시 핵 내로 어떻게 이동하는지, 그 방법에 대해서는 정확히 설명하지 못했다. 이 되먹임 기전 퍼즐의 마지막 부분은 또 다른 공동수상자인 마이클 영이 1994년 타임리스(timeless, tim)유전자를 발견하면서 해결되었다. tim유전자의 단백질인 TIM이 PER단백질과 결합하여 핵 내로 이동한다는 점을 발견한 것이다.

마이클 영은 빛이 per유전자나 PER단백질에 직접적인 영향을 미치지는 못하지만, TIM단백질에 영향을 미쳐 일주기 리듬을 조절한다고 발표했다. TIM단백질은 빛이 있을 때는 빠르게 분해되고 빛이 없을 때는 분해되지 않으므로, PER-TIM 결합체가 밤에는 세포 내에 축적되고 낮에는 TIM이 분해되면서 PER단백질도 불안정해져 분해돼 버린다는 것이다. 마이클 영의 발견으로 우리는 일주기 리듬 유전자들이 빛의 존재 여부, 즉 낮과 밤에 따라 어떻게 조절되는가를 알게 되었다.

위 세 명의 과학자들은 이후에도 초파리를 이용하여 일주기 리듬의 유전적 영향에 대한 연구를 멈추지 않았고, 초파리의 생체시계 유전자를 발견하는 공을 세웠다.

꿈은
어디에서 왔을까

〜〜〜〜〜

1900년대 초반, 정신분석학의 창시자인 지그문트 프로이트(Sigmund Freud)는 그의 저서 《꿈의 해석 Die Traumdeutung》에서 꿈은 무의식을 이해하기 위한 왕도로, 무의식에 억압된 소망을 성취하는 내용으로 이루어진다고 했다. 그는 자신이 치료하던 환자 이르마(Irma)에 대해 꾼 꿈을 스스로 분석했다. 당시 프로이트는 이르마의 치료결과가 좋지 않았던 것에 대해 불편한 마음을 가지고 있었는데, 이것이 무의식적으로 '이르마의 병이 신체적 질환이었으면' 혹은 '치료가 잘 되지 않은 것이 내 탓이 아니었으면' 하는 소망이 되어 꿈으로 표현되었다고 발표했다. 이후 정신의학의 영역에서 꿈은 그 심리적, 무의식적 의미가 강조되면서 분석의 주요 대상이 되어왔다. 1924년 프로이트가 지형학적 이론(인간의 마음을 의식, 전의식, 무의식이라는 세 가지 수준으로 설명)에서 구조 이론으로(정신은 그 기능에 따라 자아, 초자아, 원초아로 구성된다고 정의) 변경한 이후에 무의식에 접근하려면 꿈보다 자유연상이 더 중요하다고 강조해왔지만 꿈은 여전히 정신분석에서 무의식의 내용을 들여다볼 수 있는 중요한 수단이라 여겨졌다.

1977년 하버드대학교의 정신과의사인 앨런 홉슨(Allan Hobson)과 로버트 맥칼리(Robert McCarley)는 〈미국정신의학회지 The American Journal of Psychiatry〉에 발표한 논문에서 프로이트의 꿈에 대한 정신분석적 관점을 반박했다. 그들은 꿈이 무의식적 소망을 내포하는 심리적 의미를 갖는 것이 아니라 뇌의 생리적 활성이 표현되는 것이라고 주장했다. '활성화-합성 모델'이라 불리는 앨런 홉슨의 이론에서 꿈은 화학적으로는 뇌에서 아민의 감소, 아세틸콜린의 증가, 생리적으로는 뇌교(pons, 뇌간의 커다란 융기로 중뇌와 연수 사이에 위치)나 뇌간으로부터 시작된 뇌의 활성화로 뇌에 저장되어 있던 여러 데이터들이 합성되어 만들어진다고 본다. 앨런 홉슨의 이론은 대체로 '렘수면=꿈'이라는 가정 아래 연구를 통해 얻은 결과였고, 프로이트의 정신분석적 관점을 완전히 부정하는 것이었다.

2000년 정신분석가이자 신경심리학자였던 마크 솜즈(Mark Solms)는 앨런 홉슨이 꿈의 생리적 시작이라고 제시했던 부분인 뇌교가 손상된 환자들도 꿈을 꾼다는 것을 관찰했다. 따라서 '렘수면=꿈'이 아니라 비렘수면 중에도 꿈을 꿀 수 있음을 밝혀내며 앨런 홉슨의 이론을 반박했다. 그는 꿈을 꾸는 데는 화학적으로 도파민이라는 신경전달물질이 작용하며, 해부학적으로는 중뇌의 동기나 보상과 연관된 뇌영역이 중요한 역할을 한다고 주장했다.

이를 통해 마크 솜즈는 홉슨이 완전히 부정했던 프로이트 이론을 구출한 면이 있고, 꿈은 성적 에너지가 동기가 될 수 있다고 주장한 프로이트의 이론을 지지하는 측면도 있었다. 이렇게 역사적으로 중요한 꿈에 대한 이론이 등장한 뒤에도 여러 학자들이 꿈에 관한 가설을 제시했으나, 꿈에 대한 명확한 기전과 꿈의 내용에 대한 정확한 해석은 아직도 밝혀지지 않았다.

꿈에 대해 이야기하니, 내가 받았던 꿈에 대한 몇 가지 질문들이 생각난다.

"자각몽은 어떤 현상인가요? 자각몽을 꾸는 방법을 알려주고 자신의 경험을 공유하는 인터넷 카페에 회원이 많습니다. 일부러 자각몽을 꾸는 것, 괜찮은가요?"(20대 대학생)

자각몽은 꿈을 꾸고 있다는 사실을 스스로 자각한 채로 꿈을 꾸는 드문 현상이다. 꿈을 꾸고 있다는 사실을 인지하여 꿈 내용을 조절할 수 있기 때문에 일부에서는 자각몽을 유도함으로써 악몽에 시달리는 환자를 치료하기도 한다.

자각몽에 대한 뇌과학적 연구결과를 살펴보면, 자각몽을 꾸는 동안에는 전형적인 렘수면에서는 활성화되지 않는 뇌의 영역인 전두엽과 두정엽 등이 활성화된다. 생각을 조절하는 전두엽이 활성화된다는 것은 꿈의 내용을 통제하기 때문에 일어나는 당연한 현상인지도 모른다. 이런 자각몽이 우리 젊은이들 사이에서는 꿈의 내용을 조절해 욕구를 실현하거나 길몽을 꾸려는 방법으로 유행하고 있다는 것이다. 꿈을 꾼 뒤 기분이 좋을 수는 있겠다. 하지만 꿈은 꿈일 뿐, 당장의 위로가 될 수는 있으나 길몽을 꾼다고 해서 좋은 일이 일어날 리는 만무하다. 어려운 현실에서 좌절과 고통을 잊으려는 이 시대 사람들의 씁쓸한 단면인 것이다.

잠자는 도중 정신은 깨어났으나 몸은 움직일 수 없는 '가위눌림'이라고도 하는 수면마비(sleep paralysis) 현상도 렘수면의 이상현상이다. 몸이 마비된 렘수면 상태에서 의식은 각성상태에 있는 것으로, 수면이 아주 부족한 사람이나 성장기 청소년들 누구나 경험할 수 있다. 하지만 이런 일이 자주 반복되거나 수면을 방해한다면 전문가에게 문의해야 한다.

전문가에게 도움을 구해야 할 병적인 상황들은 또 있다.

"몇 년 전부터 자다가 잠꼬대를 합니다. 누구랑 싸우는 꿈을 꾸면 실제 싸우는 것처럼 소리를 지르고 삿대질을 하기도 합니다. 며칠 전에는 벌레가 달려드는 꿈을 꿔서 쫓으려 허우적대다가 벽에 손을 부딪쳐 손가락이 골절되었습니다." (60대 남성)

렘수면 행동장애는 렘수면 중 정상적으로 관찰되는 근육마비가 일어나지 않아 꿈의 내용을 말이나 행동으로 옮기는 수면장애다. 주로 고령이나 남성에게서 흔하고, 수면다원검사와 병력을 통해 최종적으로 진단한다. 약물치료로 70~80퍼센트 정도의 호전 효과를 거둘 수 있으나, 파킨슨병이나 루이소체 치매 같은 퇴행성 질환이 일어나기 전에 나타나는 전조 증상일 수도 있다. 그러니 이 증상이 실제 발병으로 이어지지는 않는지 지속적으로 관찰해야 한다.

악몽은 수면 중 나쁜 꿈을 꾸어 갑자기 깨는 현상이다. 악몽은 수면의 단계 중 렘수면에서 발생하므로 렘수면이 나타나는 새벽녘에 흔하다. 성인의 약 50퍼센트가 종종 악몽을 경험할 정도로 흔하고, 대체로 병이나 불안, 우울 등 스트레스가 있을 때 악화된다. 악몽을 꿀 때는 잠에서 깨워도 해는 없다. 악몽에서 깨어났을 때도 지남력(시간과 장소, 상황이나 환경을 올바로 인식하는 능력)이 온전하고 또렷한 정신상태를 유지하는 경우가 대부분이다. 때때로 악몽이 깊은 잠을 방해하고 잠을 깨게 하므로, 반복되는 경우 불면증상이 생기기도 한다.

우리는
왜 꿈을 꾸는가

~~~~~~~~

때때로 꿈은 선명하고 강렬하나 기괴한 형태를 띤다. 내용도 전혀 논리적이지 않고, 현실에서 불가능한 일들이 벌어지기도 한다. 심지어 과거에는 꿈이 뇌의 생물학적 활동이 만들어낸 결과물일 뿐 아무런 기능이 없다는 주장도 있었다. 그렇다면 왜 우리는 꿈을 꾸는가?

"꿈은 하룻밤의 치료(Overnight Therapy)와 같다."라고 한 수면의학자 매튜 워커(Matthew Walker)의 말처럼 꿈은 몇 가지 중요한 기능을 한다. 먼저 우리 뇌는 꿈꾸는 잠인 렘수면에서 감정을 처리한다. 렘수면 중 뇌의 당대사를 보려고 PET(양전자 단층촬영, 114쪽 참조) 검사를 했는데, 감정조절을 담당하는 영역이 활성화되었다. 즉 낮에 경험한 감정 기억들을 꿈을 꾸면서 처리하는 것이다. 트라우마 같은 아픈 감정과 기억들도 매일 잠과 꿈을 통해 감정이라는 거추장스러운 겉옷을 벗어버리게 된다. 그래서 시간이 지나 다시 떠올려보았을 때는 감정이 어느 정도 사라진 중립적인 사건에 대한 기억만 남게 되는 것이다. 뿐만 아니라 인지기능에서도 꿈은 중요한 역할은 한다. 우리는 꿈꾸는 동안 암묵기억(implicit memory)을 굳게 형성한다. 암묵기억이란, 예를 들면 자전거를 타거나 운전을 하는 등 생각하지 않아도 자동적으로 반응하는, 몸으로 익힌 기억을 의미한다. 잠들기 전에 학습했던 내용을 꿈에서 다시 반복한다는 주장도 있고, 자기 전 학습할 때 활성화되었던 뇌신경회로가 그날 밤 렘수면 단계에서 똑같은 위치에서 똑같은 순서로 다시 활성화된다는 보고도 있다. 낮에 정보 처리할 때 활성화되었던 신경망을 꿈을 꾸면서 강화하고, 통합하며, 어떤 경우에는 다시 복구한다는 것이다.

또한 꿈은 창의성을 향상시킨다. 매튜 워커의 연구에서 꿈꾸는 잠을 잤을 때가 그렇지 않았을 때보다 창조적인 문제해결 능력이 향상되었다는 보고가 있었다. 꿈을 꿀 때의 연상능력은 깨어 있을 때와 차이가 있고, 각성 시에는 주어진 단어와 관계가 깊은 단어만 잘 떠오르는데 꿈에서는 주어진 단어와 관련이 약한 단어들도 잘 떠올랐다고 한다. 이렇게 꿈을 꿀 때 경험하는 연상의 변화가 창의성에 도움을 준다는 것이다. 과거에는 강하게 연결되어 있지 않았던 신경회로가 꿈을 꾸면서 보다 단단하게 구성되면서 이를 통해 새로운 통찰력을 갖게 되는 것이다.

낮잠은
누구에게나 필요한가

~~~~~~

누구나 낮잠을 자본 적이 있을 것이다. 성별, 인종, 나이, 시간과 장소에 관계없이 대부분의 사람들이 필요에 따라 낮잠을 잔다. 스페인을 비롯한 지중해 연안 혹은 라틴아메리카나 필리핀 같은 열대지방에서는 '시에스타(siesta)'라고 불리는 낮잠 시간도 있다. 다만 시에스타 시간은 조금씩 다른데, 그리스는 14~16시 정도이고 스페인 등의 나라는 상점별로 13~14시에서 16~17시 사이에 문을 닫고 낮잠 시간을 갖는다.

미국의 수면의학자 데이비드 딘지스(David Dinges) 교수는 낮잠을 보다 객관적으로 정의했는데, 자신의 평균적인 주요 수면, 즉 야간 수면 지속시간의 50퍼센트 미만의 지속시간을 갖는 수면을 낮잠이라 했다. 대개 낮잠을 자는 시간은 일주기 리듬을 고려할 때 각성도가 떨어지는 오후 2시 정도이다. 물론 전날 밤의 수면 상태나 카페인 섭취량 등에 따라 다를 수 있다. 또 노인의 경우 젊은이에 비해 낮잠이 늘어나는 경향이 있다.

낮잠에 대한 사회적 인식은 부정적인 경우가 많다. 흔히 낮잠을 자는 사람을 게으르다고 생각하곤 한다. 효율성과 생산성을 중시하는 현대사회에서는 낮잠이 비효율적이고 비생산적이라는 인식이 강하다. 잠을 주로 다루는 수면의학 분야에서도 낮잠에 대한 시선은 곱지 않다. 밤잠을 자려고 할 때 수면압력을 감소시켜 잠드는 것을 어렵게 만들 수 있기 때문이다. 그래서 불면증이 있는 경우 가급적 낮잠을 자지 말 것을 권한다.

하지만 낮잠의 순기능도 한번 살펴볼 필요가 있다. 낮잠은 피로와 졸림을 해소하고 각성 수준을 높여서 인지능력을 향상시킨다. 물론 낮잠을 얼마나 오래 자는지, 낮잠에 어떤 수면 단계가 포함되는지에 따라 기억과 학습, 감정 처리에 미치는 영향이 다를 수 있다.

이전에 이루어진 연구결과들을 살펴보면, 5~10분 정도의 짧은 낮잠을 잔 뒤에는 인지기능이 향상되어 3시간 정도 지속되었다. 그러나 2시간 정도의 긴 낮잠 직후에는 오히려 과제 수행능력이 감소하다가 시간이 지나면서 향상되어 24시간 정도까지 지속된다는 보고도 있었다. 이렇게 긴 낮잠 직후에 일시적으로 인지기능이 떨어지는 현상은 수면관성(sleep inertia)의 영향이라고 본다. 수면관성은 잠에서 깨어난 직후에 인지능력이나 지남력이 일시적으로 저하된 상태를 말한다. 쉽게 말하면 잠에서 덜 깬 상태로, 수면에서 각성 단계로 옮겨가는 이행기인 것이다. 이때 뇌파를 측정해보면 각성뇌파보다는 1단계 수면뇌파에 더 가깝다.

이러한 수면관성은 수면부족의 정도나 일주기 리듬, 그리고 어떤 수면 단계에서 깨어났는가에 영향을 받는다. 대개 깊은 잠인 서파수면에서 깨어나면 수면관성이 높고 렘수면 단계에서 깨면 수면관성이 덜하다. 대개 잠들고 나서 30분 정도 지나면 서파수면이 나타나는데, 30분 이상의 긴 낮잠을 자는 경우 서파수면에서 깰 수 있으므로 수면관성을 경험하기 쉽다.

수면과 각성은
어떻게 측정하나

~~~~~~

불면증 같은 수면장애를 호소하는 환자들은 수면 클리닉에서 다양한 방식으로 검사를 받게 된다.

주관적 수면-각성 평가에는 수면일기 및 증상에 대한 설문지 기반의 수면평가가 포함되어 있다. 수면일기는 아침에 잠에서 깨어 적는 수면에 관한 자가보고일지로, 개개인이 느끼는 자기 수면에 대한 양상을 파악할 수 있다. 잠자리에 드는 시간, 수면 중 잠에서 깬 시간, 아침에 기상한 시간, 식사시간, 낮 동안 섭취한 각성음료, 흡연, 음주, 낮잠, 운동 등을 기록한다. 대개 1~2주일 동안 작성한 수면일기의 지표들을 평균하여 잠이 드는 데 걸리는 시간과 총수면시간, 수면효율 등을 계산한다.

많은 수면 클리닉에서 수면장애 환자의 증상을 파악하기 위해 설문지 기반의 수면평가를 시행하고 있다. 설문지의 목적에 따

수면다원검사를 시행하는 모습

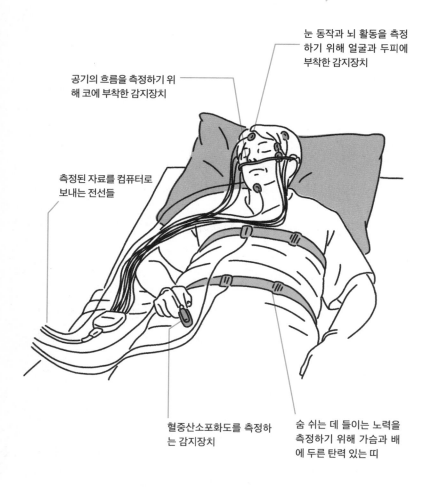

공기의 흐름을 측정하기 위해 코에 부착한 감지장치

눈 동작과 뇌 활동을 측정하기 위해 얼굴과 두피에 부착한 감지장치

측정된 자료를 컴퓨터로 보내는 전선들

혈중산소포화도를 측정하는 감지장치

숨 쉬는 데 들이는 노력을 측정하기 위해 가슴과 배에 두른 탄력 있는 띠

라 평가항목에 차이가 있을 수 있는데, 가장 흔하게 사용되는 설문지는 다음과 같다. 수면의 질 혹은 불면증상에 대해 평가하는 피츠버그 수면질 지수(Pittsburgh sleep quality index, PSQI), 불면증 심각도(Insomnia Severity Index, ISI), 수면장애 설문지(Sleep Disorders Questionnaire, SDQ) 등이 있다.

객관적 수면-각성 평가는 수면다원검사가 가장 기본이고 또 중요하다. 수면다원검사는 미국수면의학회에서 제시하는 표준화된 방법으로 각종 전극과 감지기를 부착하여 진행한다. 대개 밤수면 동안 환자의 뇌파(EEG), 안전도(EOG), 하악근전도(chin EMG), 심전도(ECG), 호흡음, 구강 및 코의 공기흐름, 흉곽 호흡운동, 복부 호흡운동, 다리 근전도, 체위, 혈중산소포화도를 지속적으로 측정하여 수면과 각성, 수면 중 호흡, 심장박동, 움직임 등을 정밀하게 확인한다. 환자는 이를 측정하는 다양한 센서를 부착한 채로 침실 같은 검사실에서 잠을 잔다. 수면전문가들은 이렇게 수집된 다양한 생체신호들을 기준에 따라 판독한다. 야간 수면다원검사를 하면 수면시간, 잠이 드는 데에 걸리는 시간, 수면효율, 각 수면 단계, 코골이, 수면무호흡, 수면 중 움직임 등을 정확하게 측정할 수 있다. 수면다원검사는 수면 측정의 기준이 되는 검사이나 센서의 부착과 측정에만 8~10시간이 소요되고, 각 30초 단위로 나뉜 수면 단계를 전문가가 판독해야 한다는 점에서 시간과 노력, 비용이 많이 투여되는 검사이다. 환자 또한 낯선 환경의 검사실에서 자기 때문에 '첫날 밤 효과'로 평소보다 적게 자고, 자주 깨며, 얕은 잠을 잘 수 있다는 한계가 있다.

개인이 집에서 측정할 수 있는 활동계측기를 통해 객관적인 평가를 시행할 수도 있다. 활동계측기는 가속도 기반 센서로 움직임을 탐지하여 프로그램에서 제공하는 알고리즘을 통해 수면과 각성에 대한 정보를 차곡차곡 저장한다. 다만 뇌파를 측정하지 않기 때문에 수면다원검사처럼 수면을 평가하는 기준검사라고 할 수는 없으나, 하루 혹은 길어야 2~3일 동안의 상태를 측정하는 수면다원검사와는 달리 7~14일 정도 지속적으로 측정할 수 있다는 게 장점이다. 수면일기 작성과 동시에 활용하면 활동계측기만 찰 때보다는 정확한 정보를 얻을 수 있다.

건강한
수면습관

〰〰〰〰

건강한 수면습관은 흔히 수면위생(sleep hygiene)이라는 용어와 혼용되곤 한다. 이 책에서는 그 의미를 더 잘 표현하는 '건강한 수면습관'이라는 용어를 사용하고자 한다. 건강한 수면습관은 미국의 심리학자인 피터 하우리(Peter Hauri)가 1977년에 발표한 수면건강을 향상시키는 기본 원칙이다. 카페인이나 술에 관한 일부 규칙은 과학적 연구결과에 근거하고 있으나 나머지 규칙들은 피터 하우리가 오랫동안 불면증 환자를 돌보면서 관찰한 경험을 바탕으로 한다. 실제 피터 하우리의 어머니가 아주 심한 불면증상을 겪었고, 그 자신도 잠을 잘 자지 못했다고 한다. 1977년 발표 초기에는 열 개의 규칙을 제시했으나 1992년에 업데이트하여 아홉 가지 규칙으로 재정리했다.

건강한 수면습관의 9가지 규칙

- 침대에서 보내는 시간을 줄인다.

- 자려고 애쓰지 않는다.

- 침실에서 시계를 없앤다.

- 운동은 늦은 오후에서 이른 저녁에 한다. 즉 너무 늦은 시간에는 운동을 삼간다.

- 커피와 술, 담배를 줄인다.

- 규칙적으로 잠자리에 들고 일어난다.

- 잠들기 직전에 먹을 때는 가벼운 스낵 정도로 너무 배부르거나 배고픈 것은 피한다.

- 낮잠은 피한다.

- 수면제 사용에 대해 모니터링한다.

건강한 수면습관의 규칙들은 단순하고 모두 맞는 말이며 실천도 쉬워 보인다. 하지만 실제 생활에 적용해보면 쉽지 않다는 것을 알 수 있다. 수면 클리닉에서 활용하는 주된 방법은 환자들을 교육하고 일상생활에서 실천하도록 독려하는 것이다. 불면증의 심리적 원인에 대해 학습시키고 숙면에 필요한 조건들을 몇 주에 걸쳐서 피드백하면서 교정해가는 '불면증 인지행동치료'와 다소 구분된다. 하지만 인지행동치료의 기법, 예를 들어 수면시간 제한법, 자극조절법과 같은 기법들은 위에서 제시한 피터 하우리의 건강한 수면습관에서 시작되었다. 건강한 수면습관을 갖기 위해 중요한 요건들을 자세히 살펴보자.

첫째, 규칙적인 수면시간을 갖자.

불면증이란 충분한 시간이 있음에도 잠을 잘 자지 못하는 것이다. 바쁜 일상으로 잠이 부족한 수면부족과는 구분된다. 불면증이 있다면, 자려고 노력하면서 침상에서 많은 시간을 보내는 것이 오히려 불면증을 악화시키고 만성화시킬 수 있다. 규칙적인 수면리듬, 특히 정해진 이른 시간에 기상하는 것은 그 자체만으로도 불면증에 대한 치료효과가 있다. 열대야 등으로 숙면이 어려운 여름철이라 할지라도 규칙적인 생활은 잠에 보약이다. 하루의 기준은 기상시간이다. 하지만 많은 불면증 환자들은 밤에 잠자리에 드는 시간 혹은 잠드는 시간을 하루의 기준으로 삼는다. 예를 들어, "나는 밤 11시에 침상으로 갔는데 새벽 4시나 되어 잠이 든 것 같아서 밤에 잠을 못 잤으니 오전 9시까지는 누워 있어야겠다."고 하는 식이다. 밤을 꼴딱 샜건 두 시간을 잤건 숙면을 취했건 간에, 오전 7시처럼 정해진 시간에 기상해야 한다. 잘 수 있는 힘은 아침에 일어나면서부터 저녁까지 시간이 지날수록 점차 커지게 된다. 오전 10시에 일어나는 사람과 오전 7시에 일어나는 사람 중 누가 그날 밤 11시에 더 졸리겠는가.

둘째, 햇빛을 보는 운동을 하라.

운동은 깊은 잠을 자게 만드는 효과가 있지만 취침 직전에 격렬한 운동을 하면 오히려 우리 몸과 마음이 흥분하여 잠이 달아

날 수 있다. 잠을 잘 자려는 목적이라면 해가 있을 때 운동하는 것이 좋다. 적어도 취침 4~6시간 전에는 운동을 끝내고 몸을 이완시키면서 쉬다가 잠자리에 드는 것이 좋다. 여름철 한낮은 지나치게 더우니 아침 출근길에 햇빛을 보며 걸어서 출근하는 것도 좋은 방법 중 하나다. 빛이 눈으로 들어와 뇌에 전달되어 일주기 리듬을 잡아주므로 모자는 쓰되 선글라스는 끼지 말고, 햇빛을 쬐며 오전에 30분 정도 걷는 것은 아주 좋다.

셋째, 가급적 낮잠을 피해야 한다.

밤에 못 잤으니 낮에라도 자야겠다고 낮잠을 자면 밤에 잘 수 있는 힘이 떨어진다. 너무 졸려서 낮잠을 잘 수밖에 없다면 30분 이내 잠깐 조는 정도의 짧은 낮잠을 자고 일어나는 것이 좋다.

넷째, 술을 줄여야 한다.

흔히 술이 잠자는 데 도움이 되는 것으로 오해하는 경우가 있는데, 술은 잠이 드는 것은 돕지만 깊은 잠에서 자꾸 깨게 만들어 전체적으로는 수면의 질을 떨어뜨린다. 술을 마시고 자다가 술이 깨면서 잠도 같이 깨어 다시 잠들지 못하고 가슴만 두근거렸던 경험이 있을 것이다. 이는 매우 흔한 일이다. 술이 깨면서 교감신경계가 오히려 항진되어 나타나는 현상이다. 또한 여름철 야간음주는 체온을 높이고 탈수를 일으켜 편안하게 자지 못하게 할 뿐 아니라 알코올의 작용으로 잠을 자주 깨게 만들어 숙면을 방해한다.

다섯째, 카페인 섭취와 흡연을 줄이자.

만성적인 수면부족에 시달리는 현대인의 하루 카페인 섭취량
은 점점 늘고 있다. 하루에 오전 커피 한 잔 정도면 괜찮다. 오후
에 지나치게 졸리다면 점심 식후 커피가 마지막이 되어야 한다.
카페인의 효과나 부작용 등은 사람에 따라 다양하게 나타나는데
카페인에 민감한 사람은 그 효과가 길게는 14시간까지 갈 수 있
다. 대체로 카페인은 반감기(half-life, 어떤 물질의 양이 처음의 절반으로 줄어드
는 데 걸리는 시간)가 4~7시간이다. 즉 오후시간 이후에 섭취한 카페
인은 숙면을 방해한다. 또한 흡연자들의 경우 담배의 니코틴 성
분은 잘 알려진 정신자극제임을 명심해야 한다. 따라서 흡연 또
한 수면을 방해하는 요소이다.

여섯째, 잠이 안 올 때나 자다가 중간에 깼을 때 시간을 확인하
지 말아야 한다.

지금까지 잔 시간과 앞으로 잘 시간을 계산하는 과정에서 뇌
는 더욱 각성되고 자야 한다는 조급한 마음에 더욱 잠들기가 어
려워진다. 자명종이나 휴대전화로 기상시간 알람을 맞춰서 서랍
이나 옷장에 넣어두고 울릴 때까지 시간을 확인하지 않는 것도
방법이다.

특히 수면장애를 앓고 있는 환자들에게 건강한 수면습관을 지
키는 것은 마치 당뇨병 환자들이 식이 조절을 하는 것와 비슷하
다. 즉 지켜야 하는 기본 중의 기본이라는 말이다. 또한 일시적인
불면증상이 만성적인 불면증으로 진행되는 것을 예방하기 위해
서도 건강한 수면습관을 잘 지키는 것이 중요하다.

수면제
이야기

~~~~~~~~~~

우리나라 의료 현실에서는 불면증이 있을 때 수면제를 처방 받아 복용하는 것이 매우 흔한 일이다. 그러나 최근 여러 연구결과가 발표되면서 "수면제를 먹으면 치매에 걸린다는데 먹어도 되나요?"라고 질문하는 분들이 많다.

열이 날 때 무조건 해열제만으로 해결하려 하면 안 되는 것처럼, 원인에 대한 분석이나 평가 없이 특정 약물을 지속적으로 복용하는 것은 바람직하지 않다. 원인이나 의심되는 공존질환을 찾고 수면습관이 문제라면 습관을 교정하면서 수면제는 가급적 짧게, 필요한 기간만, 최소 용량을 사용하는 것이 원칙이다. 그러려면 건강한 수면습관을 유지하고 인지행동치료와 비약물학적 치료를 병행해야 한다.

우리나라에서 수면제 용도로 흔히 사용하는 약물로는 벤조디아제핀(Benzodiazepine), z-drugs(Zolpidem 졸피뎀, Zopista 조피스타, Zaleplon 잘레플론), 항히스타민제(Anti-histamine), 항우울제(Sedating anti-depressnats), 항정신병제제(Low-potency anti-psychotics) 등이 있다.

프랑스 보르도대학교에서 시작되어 다른 여러 나라에서도 '수면제를 오래 먹은 군이 정상군에 비해 치매 위험율이 높다'는 연구결과를 내놓았다. 국내에서는 나 또한 국민건강보험공단과 건강보험심사평가원 자료를 기반으로 수면제의 사용현황과 알츠하이머 치매와의 연관성을 분석했는데, 그 결과는 다음과 같다. 2011~2015년까지 건강보험심사평가원 자료를 살펴보면 우리나라의 수면제 처방 빈도는 지속적으로 증가하고 있다. 2015년 상반기 수면제의 처방전 발행 건수는 약 441만 건에 달했다. 처방 받는 환자는 여성이 남성보다 1.5배 많았다. 벤조디아제핀 계통의 약이 가장 흔하게 사용되었고, 단일 약품으로는 졸피뎀이 처방 빈도가 가장 높았다. 우리나라 국민건강보험공단 자료를 분석했을 때에도 수면제를 복용한 경우 치매의 발병 위험이 1.79배 높았고 장기간 사용할 때 그 위험이 더 증가하는 경향을 보였다. 하지만 이런 역학 연구들은 '수면제를 많이 먹은 사람이 치매에 걸리는 경우가 더 많다'라고 사진 찍는 것 같은 관찰연구로 아직은 정확한 인과관계를 확인하기 어렵다. 수면제를 복용하는 군이 이후에 치매로 진단받을 위험이 원래 높은 군이었을 수도 있다. 즉 치매의 전구증상으로 나타나는 우울, 불안, 불면증상을 보이는 군으로 역인과성(reverse causality)의 가능성을 배제할 수 없기 때문이다. 또한 수면제가 어떤 기전으로 치매를 유발하는지 동물실험이나 사람에서의 인과관계를 확인한 연구도 지금까지 없었다.

우리나라에서 가장 흔히 사용되는 벤조디아제핀 계통과 졸피뎀, 이 두 가지 약제는 모두 가바(GABA-A) 수용체에 주되게 작용하여 신경 억제작용으로 졸음을 유발하는 것으로 생각된다. 하지만 반감기가 저마다 달라 체내에 작용하는 시간이 다양하고, 가바 수용체의 구성요소에 따라 원치 않는 부작용도 일어날 수 있다. 두 가지 약물의 대표적인 부작용은 인지기능 저하를 일으킨다는 것이다. 특히 벤조디아제핀 계통의 경우 졸피뎀에 비해 인지기능의 저하가 더 두드러진다. 반감기가 긴 약물에서 더 높은 위험이 관찰되었기 때문에 약물과의 연관성을 완전히 배제하기 어렵다. 또한 이 약물은 폐쇄성 수면무호흡증이 있을 경우 이를 악화시켜 저산소증으로 인한 심혈관계 질환을 일으키거나 인지저하를 일으킬 수 있으므로 주의가 필요하다.

졸피뎀은 벤조디아제핀에 비해 인지기능에 대한 부작용이 적지만 정도의 차이일 뿐 인지기능에 악영향을 미친다는 것이 지속적으로 보고되어 왔다. 특히 복용 후 잠자기 전까지 약 1퍼센트 정도에서 전향성 기억상실(anterograde amnesia)을 일으킨다고 알려져 있다. 약을 복용한 뒤 어떤 이야기를 하거나 행동을 했는데 잠에서 깬 다음에는 이를 기억하지 못하는 것이다. 이때 하는 행동은 음식을 먹는 것과 연관된 경우가 많은데 졸피뎀 복용 뒤 냉

장고에서 음식을 꺼내 많은 양을 먹거나, 집밖으로 나가 음식을 사먹는 등의 복잡한 행동을 하기도 한다. 따라서 작은 부분이라도 기억상실 증상을 보이는 경우에는 졸피뎀 복용을 중단해야 한다.

특히 술과 수면제를 함께 복용하는 것은 이런 인지장애의 위험을 높이고 수면무호흡의 위험을 배로 증가시킬 수 있어 주의해야 한다. 또한 새벽녘에 잠이 안 온다며 수면제를 복용하고 아침 일찍 일어나 완전히 각성이 되기 전에 인지기능이 저하된 상태에서 운전하는 것은 위험천만한 행동이다. 수면제는 가급적 최소한의 용량을 단기간만 사용해야 한다.

수면장애에는
어떤 것들이 있나

~~~~~~~

마지막으로 여러 사례를 통해 가장 흔한 수면장애에 대해 자세히 살펴보도록 하겠다.

    50세 여자 A는 5년 전부터 잠을 잘 못 잔다며 내원했다. A는 잠이 드는 것 자체가 힘들었는데, 오후 9시경 일찌감치 자려고 침대에 누우면 한참을 뒤척이다가 새벽 1시가 되어서야 잠이 들곤 했다. 하지만 잠이 들고 난 뒤에도 자다가 깨는 일이 자주 반복되었고, 깼을 때는 재차 시간을 확인하며 잠을 푹 자지 못해서 다음 날 업무에 지장이 생길까 봐 걱정하다가 겨우 다시 잠이 들었다. 이러한 불면증상이 주 5회 정도 반복되었고, 주말 특히 토요일에는 좀 나아지기도 했다. 평소에 꼼꼼한 성격으로 잠에 대해서 지나치게 걱정을 하고, 스트레스가 많은 날에는 잠을 더 못 잤다.

불면증은 가장 흔한 수면장애이며 불면증상은 열 명 중 서너 명이 경험할 정도로 많다. 치료를 요하는 불면장애(insomnia disorder)는 일반인구의 10퍼센트 정도 된다. 진단 기준에 따르면 불면장애는 '잠들기 어려움', '잠을 유지하기 어렵고 자주 깨며 다시 잠들기 어려움', '아침에 일찍 깨고 다시 잠들기 어려움'의 증상 중 적어도 한 가지를 3개월 이상, 1주일에 3일 이상 호소하는 경우를 말한다. 흔히 불면증의 치료를 수면제 복용으로 생각하기 쉬우나 불면증의 가장 좋은 치료는 인지행동치료라고 하는 비약물적 치료이다. 불면증에 대한 인지행동치료는 건강한 수면습관 교육, 자극 조절(stimulus control), 수면제한요법(sleep restriction therapy), 명상 등의 이완훈련, 인지치료로 구성된다.

반대로 과도한 졸림이나 잠을 너무 많이 자는 증상을 호소할 때는 우선 수면부족, 수면무호흡증, 기면병(narcolepsy) 등을 생각해볼 수 있다.

20세 남자 B는 낮에 심한 졸림 때문에 일상생활이 어려웠다. B는 중학교 때부터 잠이 많았는데, 고등학교 때는 수업 중 언제 잠이 들었는지도 모르게 책상에 엎드려 자곤 했다. 밤에 충분히 자도 낮에 졸려서 어느 날은 친구와 이야기를 하다가 잠이 든 적도 있었다. 친구들과 농담을 주고받다가도 양다리에 힘이 빠져 주저앉을 뻔하기도 했지만 의식을 잃지는 않았다. 여자친구에게 농담을 하려다가 얼굴근육이 풀려 3분 동안 아무 말도 하지 못한 적도 있었다. 또 어릴 적부터 자다가 자주 가위에 눌렸다.

B와 같은 기면병은 낮 시간에 과도한 졸림과 함께 갑자기 저항할 수 없이 수면에 빠지게 되는 수면발작을 일으키는 것이 특징이다. 이러한 발작은 운동이나 식사, 운전 중에도 나타날 수 있다. 또한 렘수면의 특징이 수면과 각성 중에도 나타나게 되는데, 이러한 증상에는 잠이 들거나 깰 때 환각을 경험하는 입면기와 출면기 환각, 탈력발작(cataplexy), 수면마비가 있다. 탈력발작은 근육의 긴장도가 갑자기 소실되면서 턱이 떨어지거나 고개가 떨구어지고 다리에 힘이 빠지는 등의 증상이다. 의식은 있지만 힘이 빠지는 증상이 수 초에서 수 분 동안 지속되며 웃음 등의 감정적인 자극이 있을 때 잘 발생한다. 또 우리가 흔히 가위눌림이라고 말하는 수면마비는 자다가 깨어나 의식은 또렷한데 신체근육을 전혀 움직일 수 없는 증상이다. 수면마비는 기면병이 아닌 경우에도 청소년기에 가끔 나타나는데, 기면병을 앓고 있을 때는 보다 자주 경험한다. 이러한 증상은 모두 수면다원검사와 주간낮잠검사를 통해 진단하고, 졸림과 탈력발작 같은 증상은 약물치료를 한다.

45세 남자 C는 코골이가 심해 얼마 전부터 아내와 침실을 따로 쓰기 시작했다. 코 고는 소리가 거실에서 들릴 정도이고, 코를 골다가 가끔 숨이 멎기도 하여 가족들이 불안해했다. 5년 전 갑자기 체중이 늘면서 심해졌고 최근 2~3년 간은 음주가 잦아져 더 심해졌다. 작년에 고혈압을 진단받아 약을 복용 중이다.

이처럼 코골이와 수면 중 무호흡을 특징으로 하는 폐쇄성 수면무호흡증 또한 흔한 수면장애다. 무호흡으로 인한 저산소증이 나타나 호흡을 하려고 자꾸 잠에서 깨게 되고, 잠을 자더라도 수면의 질이 떨어져 주간 졸림이 심해진다. 코골이가 동반되는 경우가 많고 중년 남성, 과체중, 작은 턱, 말단비대증, 갑상선기능저하증 등이 위험인자이다. 폐쇄성 수면무호흡증은 합병증으로 부정맥, 고혈압 등의 심혈관질환이 발생하여 악화되기도 한다. 수면다원검사를 통해서 진단하는데, 가장 효과적인 치료법은 지속적 상기도 양압술(continuous positive airway pressure, CPAP), 즉 취침 시 양압기를 사용하는 것이다. 그 밖에도 체중감량이 도움이 되며 수술적 치료를 하기도 한다.

사건수면(parasomnia)은 수면 중에 비정상적인 생리적 변화 및 행동을 보이는 것이다.

7세 남아 D는 유치원에서 격하게 뛰어논 날이면 밤에 자다가 소리를 지르며 일어나 심하게 울었다. 10분 정도 심하게 울다가 엄마가 달래주면 다시 잠이 드는데, 아침에 일어나서는 전혀 기억을 하지 못했다.

사건수면은 렘수면에서 발생하는 경우와 비렘수면에서 발생하는 경우로 나누어볼 수 있다. 몽유병이나 야경증 등은 비렘수면에서 나타나는 사건수면으로 어린아이들에게서 흔하다. D는 야경증을 의심해볼 수 있다. 특별한 치료는 필요 없고 대개 자라면서 좋아진다.

하지만 렘수면에서 정상적으로 보이는 근긴장소실이 나타나지 않아서 수면 중 꿈 내용을 행동으로 옮기고 심한 잠꼬대를 하는 렘수면 행동장애(rapid eye movement sleep behavior disorder, RBD)는 조금 다르다. 때리고 발로 차는 등의 폭력적인 행동을 하거나 침대 밖으로 달려나가는 등 과격한 행동을 하여 환자 본인은 물론 같이 자는 사람에게도 상해를 입힐 위험성이 있다. 50대 이상의 남성에게서 흔하고, 파킨슨병이나 루이소체 치매와 같은 퇴행성 질환의 전구증상으로 나타날 수 있어 주의가 필요하다.

65세 남자 F는 이 렘수면 행동장애가 의심되는 경우인데, 잠을 자다가 일어나서 거실로 나가다가 벽에 부딪쳐 코뼈를 다친 적도 있었다. 사나운 개가 쫓아와 도망가는 꿈을 꾸었는데 이를 행동으로 옮기다가 다친 것이다. 2년 전부터 수면 중 행동을 하거나 악몽을 꾸다가 소리를 지르는 증상이 있었고, 옆에서 자던 부인을 때려 다치게 한 적도 있다고 한다. 이런 수면 중 행동은 주로 새벽 시간대에 나타났고, 대부분 본인이 그런 행동을 한 것을 기억했다.

50대 여성 G는 자려고 누우면 양쪽 장딴지가 화끈거리는 느낌이 들어 잠들기 힘들었다. 자려고 누워 가만히 있으면 심해지고 일어나 걸어다니면 나아진다고 했다. 낮에는 비교적 괜찮은 편이었지만, 가족들은 G가 잠이 들고나면 다리를 계속 움찔거린다고 했다.

하지불안증후군(restless legs syndrome, RLS)은 앉거나 누워 있을 때 주로 다리 부위를 움직이고 싶은 충동을 느끼며, 저리거나 시리거나 통증 같은 감각이상을 호소하는 수면장애다. 이런 움직이고 싶은 느낌이 수면을 방해하는 현상은 중년 여성에게서 가장 많다. 일반 인구에서 5~10퍼센트의 유병률을 보일 정도로 흔하며, 대개 다리를 움직이거나 마사지를 하면 증상이 호전된다. 철분결핍, 임신, 당뇨성 신경병증, 신부전이 있는 경우 하지불안증후군이 생길 가능성이 높다. 비약물 치료로는 금주, 마사지, 따뜻한 목욕, 가벼운 운동 등이 도움이 되고 주된 치료는 약물로 한다. 혈액검사를 통해 철분결핍 여부를 확인하고 필요한 경우 보충하면 호전된다.

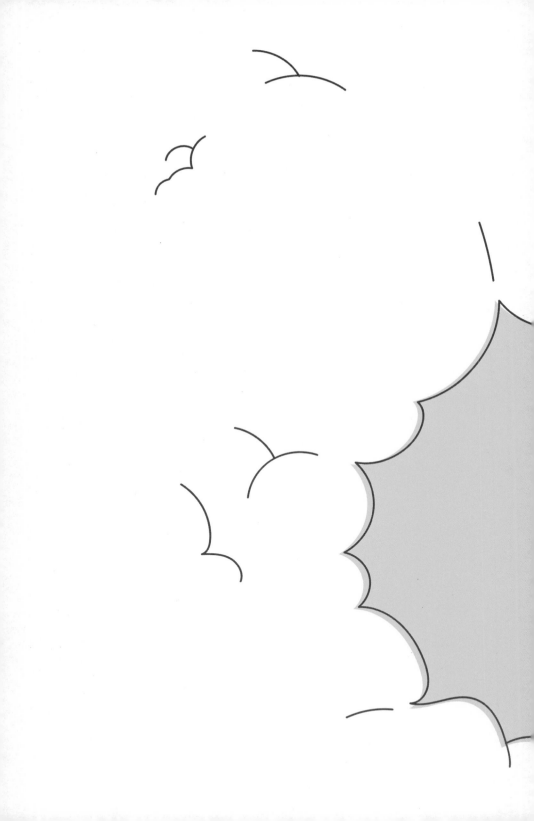

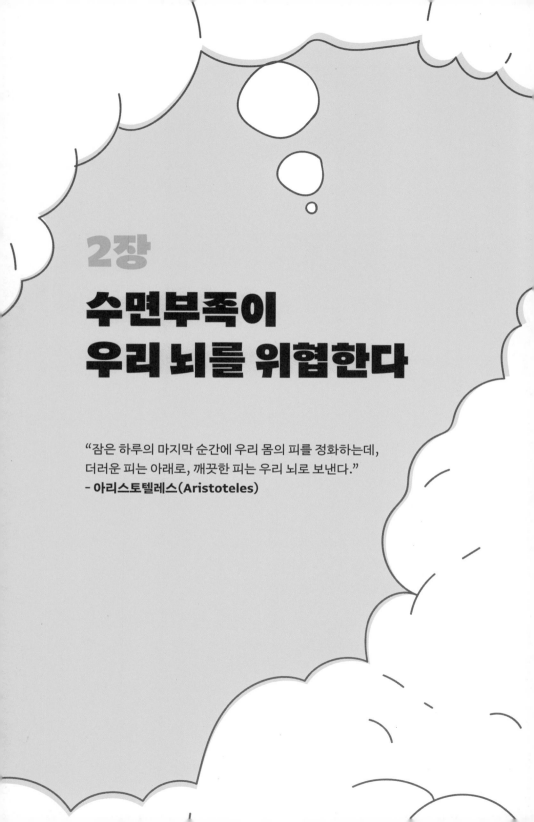

2장
수면부족이 우리 뇌를 위협한다

"잠은 하루의 마지막 순간에 우리 몸의 피를 정화하는데,
더러운 피는 아래로, 깨끗한 피는 우리 뇌로 보낸다."
- 아리스토텔레스(Aristoteles)

수면부족이
우리 뇌에 미치는 영향

~~~~~~

1800년대를 살았던 프랑스 소설가이자 사실주의 운동 이론가인 샹플뢰리(Champfleury)는 잠에 대해 이렇게 말했다.

"산다는 것은 앓는 것이다. 잠은 열 여섯 시간마다 그 고통을 경감시켜준다."

참으로 마음에 와닿는 말이다. 취미로 즐기는 운동은 행복감을 주기도 하지만 격렬한 운동 후에는 고통이 찾아오고, 이는 잠을 자야만 해결이 되곤 한다. 우리는 잠을 통해 심리적 안정을 찾고 신체적 고통을 줄이며 새로운 에너지를 충전한다. 잠을 통해 얻는 정신과 신체의 안정감은 굳이 설명할 필요가 없을 것이다. 누구나 숙면 후에 상쾌한 기분으로 컨디션을 회복하고 일상을 누릴 활력을 얻기 때문이다. 하지만 수면이 부족하면 기분이 나빠지고 성격이 예민해질 뿐만 아니라 학습이나 업무 집중도 또한 떨어진다. 이러한 현상은 우리 뇌신경계에서 발생하는 수면 부족과 관련된 다양한 생리학적 혹은 생물학적 변화에 의한 것이다.

잠을 제대로 못 자면 정상적인 사고가 어려운 심각한 인지장애뿐만 아니라 불안상태가 지속되는 정서장애까지 겪는 경우가 많다. 잠은 우리 뇌신경계의 안정과 정서의 평정을 유지하는 데 큰 영향을 미치는 필수 생존요소이기 때문이다. 수면부족이 우리 뇌신경계에 미치는 영향은 다음 세 가지로 설명할 수 있다.

첫째, 수면부족은 뇌신경계 각 부위의 연결성(connectivity) 및 상호작용에 문제를 일으켜 이상 행동을 초래할 수 있다. 아마 대부분의 사람들이 잠을 제대로 자지 못한 다음날 본인이 평소에 상상도 해본 적 없는 실수를 저지른 적이 있을 것이다. 평소에는 웃어 넘길 수 있는 농담이나 작은 지적에 과민 반응을 하거나, 이메일을 엉뚱한 상대에게 보내거나, 전화를 잘못 받는 일들 말이다.

뇌의 각 부위는 각기 맡은 기능이 있어 1초도 쉬지 않고 끊임없이 상호간에 신경신호를 주고받는다. 이러한 뇌 각 부위 간의 신경신호 전달 관계를 '연결성'이라 부른다. 연결성은 뇌 각 부위들이 정상적으로 활동하는 데 매우 중요한 상태이다. 뇌는 우리 몸의 다양한 감각기관에서 밀려오는 정보들(시각정보, 청각정보 등)을 처리하고 이 정보들 중에 꼭 필요한 내용을 활용하여 생각을 하고 결정을 하며 행동을 하도록 우리 몸에 명령을 내리는데, 이 모든 작용이 '연결성'을 통해 이루어진다. 수면부족은 이러한 뇌신경계의 복잡다단한 흐름에 장애를 초래한다. 즉 연결성에 문제를 일으키는 것이다.

둘째, 수면부족은 신경질환 혹은 정신과적 질환을 야기하거나 악화시킬 수 있다. 여기에는 조현병(schizophrenia), 알츠하이머, 공황장애 같은 불안장애(anxiety disorder)나 중독장애(addiction disorder) 등이 포함된다. 수면은 뇌신경계가 회복하는 시간이라고 할 수 있다. 수면은 각종 뇌질환의 원인이 되는 노폐물이 제거되는 시간이며, 하루 종일 감각기관이 받아들인 불필요한 기억을 정리하고, 신경세포의 활성도가 감소되면서 뇌신경계가 내일 하루를 준비할 수 있도록 여유를 갖는 시간이다. 신경질환 혹은 정신과적 질환을 앓고 있는 뇌는 일반인의 뇌보다 회복하는 데 더 많은 시간이 필요하다. 누구나 몸살감기를 앓아본 경험이 있을 것이다. 이때 의사로부터 피로와 통증을 회복하려면 푹 자야 한다는 조언을 듣는 경우가 많다. 우리 뇌도 만찬가지다. 아픈 뇌일수록 더 많은 회복시간이 필요하다. 이러한 이유에서 특히 신경질환 혹은 정신과적 질환을 가진 환자들에게는 충분한 수면이 반드시 필요하다.

셋째, 수면부족은 정상적인 뇌의 정상적인 사고기능을 저해하여 사회경제적 생활을 불가능하게 만들 수 있다. 잠을 못 잔 다음 날, 전화를 걸어온 이의 익숙한 목소리에도 이름이 떠오르지 않거나 검토하고 있는 서류와 관계된 이전 자료에 대한 기억이 희미해지는 등의 경험이 그 예이다. 사고는 예전의 기억을 바탕으로 새로운 정보를 종합하여 전과 다른 결정을 하는 복잡한 뇌신경계의 기능이다. 수면부족은 과거의 기억을 떠올리는 걸 방해하고 새로운 정보를 매끄럽게 처리하지 못하여 사고 과정을 더디게 한다. 이는 다시 스트레스 호르몬을 증가시키고 스트레스 호르몬은 뇌신경 전달과정에 오류를 일으켜 뇌기능이 저하되는 악순환의 덫에 빠지면서, 결과적으로 삶의 질이 떨어진다고 느끼게 된다.

집중력 및 작업기억에 대한 영향

우리가 일상생활을 잘 영위하기 위해 가장 필요한 두 가지 뇌기능은 집중력과 작업기억일 것이다. 집중력은 업무의 지속성을 유지하는 데 중요한 능력이고, 작업기억은 업무의 효율적인 처리에 필수적이다. 작업기억(working memory)이란 경험한 것을 수 초 동안만 머릿속에 받아들이고 저장하고 인출하는 기능인데, 자세한 내용은 아래에서 살펴보도록 하자.

수면부족에 가장 큰 영향을 받는 뇌 인지기능 중에 하나는 집중력이다. 집중력은 우리가 목표를 완수하려 노력할 때 꼭 필요하다. 그런데 수면이 부족하면 부족한 만큼 집중력은 크게 떨어진다. 수면부족 때문에 수면욕, 즉 잠자고 싶은 욕구가 증가하기 때문이다. 수면욕이 증가하고 이에 과도하게 집착하게 되면서 점차 업무 집중도가 떨어지는 것이다. 이렇게 되면 잠을 자고 싶어서 업무를 마치려는 것인지, 목표했던 대로 업무를 수행하고 있는 것인지 본인도 헷갈리는 혼돈상태에 놓이고 만다. 재미있는 점은 수면부족으로 인한 집중력 저하는 전체 수면량과 비례한다는 것이다. 따라서 밤중 수면이 부족했다면 낮잠이라도 자서 전체 수면량을 유지하는 것이 집중력을 올리는 데 도움이 된다.

사람들은 개개인의 수면 요구량이 다른데 자신에게 충분한 수면량을 어떻게 확인하는지 궁금해한다. 사실 권장수면량이 있긴 하지만 개인마다 충분한 수면량은 다를 수밖에 없기 때문에 수면부족과 집중력 저하의 정확한 수치적 관련성 또한 알려진 바 없다. 그런데 최근 수면부족과 집중력 저하의 관련성을 증명하는 연구들이 속속 발표되고 있다. 몇몇 연구에서는 집중력과 연관된 뇌 부위의 활동도 저하 혹은 연결성 저하를 그 원인으로 지목한다.

우리 뇌에서 사고 및 기억을 관장하는 부위는 대뇌이다. 대뇌는 각 영역별로 맡은 기능들이 있는데, 이러한 각 영역은 신호를 주고받으면서 상호작용을 하여 사고와 기억 그리고 판단을 관장한다.

이 중 전두엽은 대뇌반구의 앞쪽에 있는 부분으로, 전전두엽 영역에서 기억력 및 사고력 등의 고등행동을 관장하고 다른 연합영역으로부터 받은 정보를 조정하고 행동을 조절하며 집중력을 유지하는 등 중요한 역할을 한다. 수면부족은 특히 전전두엽의 활동도 및 전전두엽과 다른 뇌영역 간의 연결성에 문제를 초래하여 집중력을 저하시킨다.

수면부족은 집중력과 관련된 뇌 각 영역들의 기능도 저해하지만 이 영역들의 상호작용까지 저해한다. 또 지속적인 집중력을 발휘할 때 중요한 역할을 하는 시상(thalamus, 간뇌의 대부분을 차지하는 회백질부)의 활동마저 저해할 수 있다. 집중력도 기억력과 마찬가지로 단기 집중력과 장기 집중력이 있는데, 시상은 주로 장기 집중력에 관여하는 것으로 알려져 있다. 수면부족은 단기 및 장기 집중력과 관련이 있는 뇌 부위의 기능을 모두 저해하는 것으로 보인다.

수면부족은 작업기억력 역시 저해한다. 작업기억력이란 다른 감각 기관으로부터 들어오는 정보를 머릿속에 잠시 잡아두었다가 다시 기억해내는 것이다. 작업기억은 순간적으로 정보를 처리하는 능력이므로 어디에 저장되어 있는 것이 아니다. 그보다 단기 기억, 장기 기억으로 저장된 정보들을 꺼내서 잘 조합하고 처리해서 원하는 것을 판단하고 행동하게 하는 능력이다. 일의 우선순위를 정하는 일처럼 머릿속에 지금 해야 할 일이 무엇인지 여러 개를 잘 섞어서 붙들어놓고 잘 처리하는 능력이다. 1956년 프린스턴대학교의 심리학자 조지 밀러(George Miller)가 처음 소개한 개념으로, 오래 지속되기보다 잠깐 동안 존재하다 사라지는 능력을 말한다. 작업기억의 크기 차이가 지능의 60%를 설명하고, 흔히 유능함, 똑똑함, 스트레스에 대처하는 능력과 매우 밀접한 연관이 있다고 알려져 있다. 수면부족으로 인한 작업기억력 저하는 전전두엽과 후두정엽의 활동도 저하와 연관이 있다. 잠

뇌의 구조와 명칭

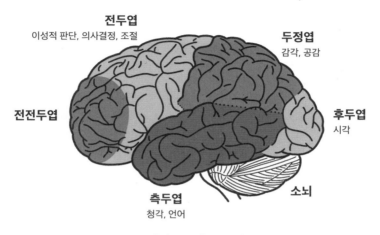

전두엽
이성적 판단, 의사결정, 조절

두정엽
감각, 공감

전전두엽

후두엽
시각

소뇌

측두엽
청각, 언어

뇌의 구조와 주요 기능

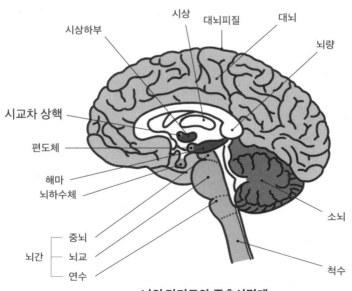

시상하부

시상

대뇌피질

대뇌

뇌량

시교차 상핵

편도체

해마

뇌하수체

소뇌

중뇌

뇌교

연수

뇌간

척수

뇌의 단면도와 중추신경계

을 잘 못 잔 뒤에는 이전에 경험했거나 습득했던 내용들이 잘 기억나지 않거나 여러 기억들이 혼재되어 명확하게 떠오르지 않는 현상 등이 그것이다.

수면부족과 도파민 기능

도파민(dopamine)은 신경전달물질로 운동 조절이나 호르몬 조절뿐 아니라 감정, 동기부여, 욕망, 쾌락, 의욕, 수면, 인식, 학습 등에 영향을 미친다. 도파민이 적당하게 분비되면 행복감을 느끼지만 너무 과다하게 분비되면 조울증이나 정신분열증을 일으킨다. 반대로 도파민의 분비가 줄어들면 우울증이 발생한다.

여러 연구에서 도파민과 수면의 관련성이 보고되었다. 도파민은 각성 상태 유지와 연관이 있는 신경전달물질이다. 뇌내 도파민 수치가 올라가면 낮은 수면 지향성을 보이게 된다. 암페타민(amphetamine)과 같은 약물은 도파민 작용을 증가시켜 각성과 흥분을 일으킨다. 반대로 뇌내 도파민 수치가 떨어지면 잠에서 깨지 않게 하며 수면을 유도한다.

도파민 수용체의 변화도 수면부족에 의한 행동 변화와 관련이 있다. 수면욕은 개인마다 차이가 크게 나타나는데, 이는 도파민 수용체의 활동 및 발현과 연관이 있을 수 있다. 또한 수면부족은 도파민 D2 및 D3 수용체(dopamine D2 and D3 receptor)의 활동도를 저하시켜 도파민의 작용을 저해하는데, 이로 인해 각성 작용이 떨어지게 된다.

수면부족의 정서적 영향

수면부족은 정서적으로도 부정적인 영향을 미친다. 관련된 증상으로는 과민성(irritability), 감정적 변덕(emotional volatility), 불안, 공격성 그리고 자살충동 등이 있다. 수면부족이 뇌내 감정조절 및 반응과정을 관장하는 편도체(amygdala)의 조절기능을 떨어뜨려 부적절한 감정반응을 유발하기 때문이다. 편도체는 감정의 관문으로 알려진 뇌의 변연계의 작은 부위로, 감정을 조절하는 중추이다. 편도체는 특히 공포 및 공격성을 처리하며 불안에 대해 학습하고 기억하는 데 중요한 역할을 한다. 수면부족에 의한 감정조절 장애는 편도체와 전전두엽 간의 기능적 연결성 저하 혹은 부적절한 연결성과 관련이 있다. 이 중 전두엽의 앞부분을 덮고 있는 전전두피질은 편도체와 상호작용하는 부분으로 의사결정과 장기 기억을 처리하는데, 특히 이 부위와의 연결성 저하 혹은 부적절한 연결성이 감정조절장애와 관련이 깊다.

우리가 불안이나 분노, 우울과 같은 불쾌한 감정을 느낄 때 편도체와 오른쪽 전전두엽이 활성화된다. 반대로 낙천적이고 열정에 차 있고 기력이 넘치는 긍정적 감정상태에 있을 때는 편도체와 왼쪽 전전두엽이 활기를 띤다. 즉 오른쪽 전전두엽이 활발해지면 불행과 고민이 많아지고, 왼쪽 전전두엽이 활발해지면 행복감과 열정이 넘치는 것이다. 만약 극단적으로 오른쪽 전전두엽만 활성화되면 어떨까. 우울증이나 불안장애가 나타날 수 있다. 간혹 우울증이나 조울증을 겪는 환자에게 자살충동이 생기는 이유가 바로 전전두피질과 편도체의 연결성이 약해지면서 두 기관의 상호작용에 오류가 나타나기 때문이다. 수면부족은 이러한 극단적인 연결성 문제를 초래할 수 있는 것이다.

감정조절에 영향을 미치는 또 다른 요소는 호르몬 변화이다. 특히 아드레날린 같은 스트레스호르몬은 감정을 격하게 만드는데, 수면부족 시 각성상태를 유지하려고 스트레스호르몬이 과분비되어 심리적 불안감이나 공격성을 유발하게 된다.

해마의 기억 프로세스

해마(hippocampus)는 기억의 저장과 상기에 중요한 역할을 한다. 해마가 손상되면 과거의 기억은 모두 가지고 있지만 새로운 기억은 받아들일 수 없게 되어 계속 과거에 머물러 살게 된다고 볼 수 있다. 이러한 병을 선행성 기억상실증이라고 부른다. 해마의 기능이 밝혀진 것은 1953년으로, 밝혀진 과정이 상당히 특이하다. 과거 전두엽 절제술이 성행하던 시절, 발작 환자였던 헨리 몰레이슨(Henry Molaison)은 치료를 위해 해마를 적출하게 된다. 이 수술 이후 몰레이슨의 발작증상은 눈에 띄게 호전되었으나 새로운 기억을 저장하지 못한다는 사실이 발견되었다. 결국 이 결과에 의구심을 품은 학자들에 의해 해마의 기능이 밝혀지게 되었다. 많은 연구들이 해마와 관련된 기억강화에 있어 수면의 중요성을 보고하고 있다. 우리 기억은 잠잘 때 재구성되며 필요한 기억은 우리 뇌에 남는다. 반대로 수면부족은 초기 해마의 기억 저장에 영향을 준다는 것이다. 특히 서파수면 감소가 기억력 감소와 관련이 높다고 알려져 있다. 이는 뒤에서 다시 다루겠지만, 수면 단계 중 서파수면 시 이루어지는 뇌의 노폐물 제거가 기억력을 높이는 데 중요할 역할을 한다는 의미이다.

왜 불면증 치료에
뇌기능 검사가 필요한가

~~~~~~

뇌를 검사하는 방법들

뇌를 포함해 우리 몸을 검사할 때는 다양한 영상기법들이 사용된다. 초음파 장비나 엑스레이(X-ray), CT(Computed Tomography, 전산화단층촬영기) 등이 흔히 이용된다. 하지만 이러한 기법들은 뇌를 평가하는 데 여러 가지 제약을 가지고 있다. 초음파는 두개골을 투과하기 어렵고, 엑스레이는 방사선 노출의 위험이 있을 뿐 아니라 영상의 대조도가 만족할 만한 수준이 아니라서 평가에 있어 어려움이 있다. 여기서 대조도(contrast)란 영상에서 보여지는 구조물 사이의 음영 차이를 가리킨다. 즉 정상구조물과 병변이 있는 부분이 시각적으로 구분할 수 있을 정도로 명확해야 한다는 것이다. 두 사진은 같은 환자에게서 같은 날 얻은 CT와 MRI 영상이다. MRI에서 화살표가 가리키는 부위는 뇌종양인데, CT에

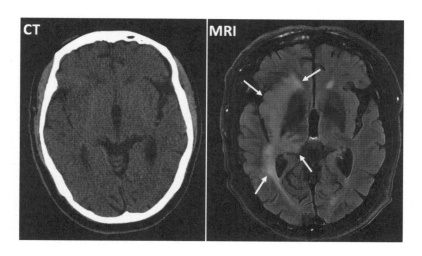

CT와 MRI 영상의 차이

서는 그 경계가 명확하게 보이지 않는다. 이는 CT의 대조도가 MRI에 비해 낮기 때문이다.

MRI(Magnetic Resonance Imaging, 자기공명영상)는 우리 몸에 풍부한 수소 원자의 신호를 검출하여 영상으로 만드는 기법이다. 이를 위해 강력한 초전도 자석이 이용되는데, MRI 검사를 할 때 사람이 들어가는 큰 통이 바로 이 자석이다. 그리고 수소 원자핵을 공명시키기 위한 고주파 에너지를 생성하는 코일도 MRI 장비의 필수 구성요소이다. 최종적으로 수소가 존재하는 조직들을 영상으로 만들고, 수소가 존재하는 조직이 어떠한 성분이냐에 따라 영상의 대조도가 결정되어 우리 몸의 구조를 알 수 있게 된다.

MRI는 물리학과 최첨단 공학의 집합체이다. MRI가 병원에서 환자 진단에 이용되기까지 꽤 오랜 시간이 걸렸다. 그리고 그 이론적 배경이 되는 원자 공명 현상의 발견 과정에는 다양한 노벨상 수상자들이 기여했다.

MRI는 뇌신경계의 구조적 이상을 진단하는 데 탁월한 가치가 있는 검사다. 게다가 1990년에는 fMRI(functional MRI, 기능적 자기 공명영상) 기법을 발견하면서 뇌의 대사 변화를 감지하여 뇌의 기능까지 평가할 수 있게 되었다. fMRI는 혈류 변화를 감지하여 뇌 활동을 측정하는 기술이다. 뇌의 어떤 부위가 사용될 때 그 영역으로 가는 혈류의 양이 함께 증가한다는 사실을 기반으로 뇌의 어떤 부위의 신경이 활성화되는지를 측정하는 기술이다.

예를 들어 우리 뇌에는 언어 중추가 존재하는데, 뇌수술 전에 fMRI를 이용하여 이 영역을 찾아낼 수 있다. fMRI를 촬영하면서 환자는 단어를 연상하거나 문장을 완성하는 등의 언어중추를 활성화하는 과제를 수행하게 된다. 이 과정에서 언어중추 영역이 활성화되고, 이 활성화된 부위의 fMRI 신호를 분석하여 영상에서 어느 부위인지를 표시할 수 있게 되는 것이다.

이렇게 fMRI는 다양한 뇌기능 평가에 이용되는데, 특정 뇌 부위의 신경 활성도뿐 아니라 뇌신경계 간의 연결성을 평가하여 뇌가 어떻게 활동하는지를 연구하는 데 큰 도움을 준다. 앞에서 설명한 수면부족과 뇌신경계의 연결성에 대한 설명은 주로 fMRI를 사용한 연구결과들이다. 특정한 자극이나 환경에서 특정 뇌 부위의 연결성은 강화되거나 저하되는데, 이를 바탕으로

MRI 장비의 구성

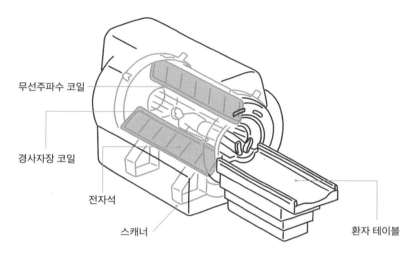

무선주파수 코일

경사자장 코일

전자석

스캐너

환자 테이블

자기공명영상장치(MRI)의 구조

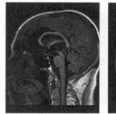 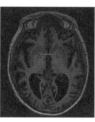 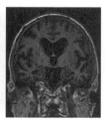

MRI 촬영 영상

수면부족이 우리 뇌에 미치는 영향을 측정할 수 있게 된 것이다.

우리가 잘 때 뇌에서는 어떤 일이 일어나는가

뇌의 각 영역이 어떤 기능을 수행하는지에 대한 연구는 아주 오랜 기간 뇌 연구자들에게 중요한 과제였다. 오래 전에는 실제 환자의 뇌를 노출한 뒤에 각 뇌 영역을 자극하여 뇌기능을 평가하기도 했다. 하지만 이러한 방법은 윤리적인 문제가 있었고, 다양한 연구결과를 도출하는 데에도 한계가 있었다. 이런 제한점을 극복하려고 사용되는 방법이 fMRI인데, 최근 수면에 관계된 뇌기능 평가를 위해서도 fMRI가 다양하게 이용되고 있다.

fMRI는 뇌신경계의 국소적 활성화를 측정하여 특정 부위의 기능을 찾아내거나 평가할 수 있다는 장점이 있다. 그래서 특정한 과제를 수행할 때 유발되는 특정 뇌 부위 활성도(task-evoked activity)를 측정하는 연구가 주를 이루지만, 최근 들어 뇌신경계에 어떤 자극도 하지 않은 상태에서 지속적인 뇌신경계의 활성도를 평가하는 연구가 많이 발표되고 있다.

사실 뇌는 살아 있는 동안에는 깨어 있을 때나 잠을 잘 때나 언제나 활동하는 장기이다. 많은 연구들이 이러한 뇌의 지속적인 활성도를 평가하여 뇌의 각 부위들이 기능적인 연결성(functional connectivity)을 보인다는 것을 밝혀냈다. 이러한 뇌의 기능적 연결성이 인지나 행동 변화에 맞물려 변화한다는 점은 매우 흥미로운 사실이다. fMRI를 이용한 지속적 뇌 활동도 평가는 수면연구에도 적극 활용되고 있다. 수면 시 혹은 수면장애 시 뇌에서 일어나는 현상을 다양하게 분석할 수 있으며, 이를 통해 잠을 잘 때 우리 뇌에서 어떤 일이 일어나는지를 이해할 수 있게 된 것이다.

수면 시 뇌 활성도 변화는 뇌 피질 및 피질하 부위 전반에 나타난다. 세포 수준에서 볼 때, 렘수면 기간에는 아세틸콜린이라는 신경전달물질의 회복(restoration)이 일어나는 반면, 비렘수면 기간 중에 대부분의 뇌 부위에서는 신경전달물질의 농도가 감소한다. 시스템 수준에서는 의식 과정에 관여하는 신피질 활동도(neocortical activity)가 감소하고, 수면에 의한 뇌신경계 회복 과정이 나타난다. 이러한 회복 과정은 수면에 의한 기억강화(memory consolidation, 단기 기억이 장기 기억으로 변화되는 과정)와 관련이 높다고 알려져 있으며, 기억강화는 뇌신경계 네트워크 활성도(network activity) 변화와 동반되는 현상으로 이해되고 있다. 이 기억강화 과정에는 해마-신피질계(hippocampo-neocortical system)가 관여한다는 보고가 많다. 따라서 수면 시 나타나는 각 뇌 영역의 기능적 연결성을 fMRI를 통해 보는 것은 기억강화 과정을 이해하는 데 많은 도움이 된다.

수면 시 뇌에서 나타나는 현상들을 이해하기 위한 다양한 fMRI 연구들이 발표되고 있다. 그 중에서도 많은 연구가 발표되는 분야는 수면과 기억에 관한 분야이다. 기존의 연구결과들에 의하면, 수면은 명시적 기억(declarative memory, 구체적 사건과 자료를 의식화하여 서술하는 기억)뿐만 아니라 절차 기억(procedural memory, 단순히 사건을 기술하는 기억이 아니라 어떤 방법이나 법칙, 원리 등을 기억하는 것)도 모두 강화시키는 것으로 나타났다. 예를 들어, 계산을 하거나 읽은 책의 내용을 기억하는 것은 명시적 기억에 가깝고, 자전거를 타는 것은 절차 기억에 의존한다고 할 수 있다. 잠을 잘 자는 것이 이 모든 기억을 강화한다는 것이다. 또 잠이 듦과 동시에 우리 뇌 안에서는 각 영역의 기능적 연결성에 변화가 생기는데, 이는 장기 기억 형성과 관련이 있다. 수면 중에 기억강화에 필수적인 재활성화(reactivation), 재구성(reorganization) 및 재처리(reprocessing) 과정이 발생하기 때문이다.

깨어 있을 때 학습된 기억은 잘 때 재활성화되는데, 깨어 있을 때의 경험이 수면 중 다시 재현되는 것이다. 이러한 과정은 명시적 기억 및 절차 기억 모두에서 발생하는 것으로 알려져 있다. fMRI 결과에 의하면 재활성화 과정은 깨어 있을 때의 경험을 인지한 뇌의 감각 및 운동 중추뿐만 아니라 기억 관련 영역인 해마 및 기저핵(striatum) 모두에서 나타나며, 특정 기억에 관여하는 뇌 영역들이 유기적으로 신호를 주고받는 현상이라고 볼 수 있다.

수면 중에 나타나는 재구성 역시 기억강화에 있어 중요한 과정이다. 이 과정을 통해 기억에 관여하는 신경세포들 간의 시냅스가 강화되고, 회상기억(recall memory, 받아들인 정보를 자극과 반응의 관계로 기억 과정에서 인출하는 정신 기능) 능력이 향상된다. 동시에 이전에 형성되었던 기억회로에는 변화가 나타나게 된다.

우리는 자신의 기억이 사건의 실제 상황을 반영한다고 믿고

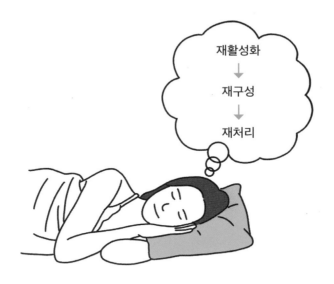

수면 중 기억의 형성과정

있으나 실제로는 그렇지 않다. 기억은 상당히 선택적인 것으로, 실제 상황이 왜곡되거나 변형되어 기억으로 남는다. 이러한 재처리 과정은 수면 중에도 나타난다. 기억의 재처리 과정이 우리 뇌에서 어떻게 일어나는지를 연구하는 것은 상당히 어려운데, 기억의 재구성 과정과 구분하기 어렵기 때문이다. 기억은 실제 상황의 일대일 대응이 아닌 다양한 경험의 조합으로 남기 때문에 이러한 일련의 과정을 단순하게 설명하기는 매우 어렵다.

뇌의 청소를 담당하는
글림파틱 시스템

뇌는 자신만의 방어체계를 가진 유일한 기관이다. 우리 몸의 혈관과 세포 사이에는 다양한 물질 교환이 이루어지는데, 뇌는 혈관 내피세포 사이의 간격이 더 좁게 밀착 결합되어 있어 큰 분자량의 물질이 통과하기 어렵다. 또한 모세혈관의 겉을 아교세포(glia cell)가 감싸안는 형태로 둘러싸고 있다. 이처럼 혈액을 통해 뇌로 가는 물질을 걸러주는 거름망 역할을 하는 장벽을 혈관-뇌장벽(Blood-Brain Barrier, BBB)이라고 한다.

뇌는 이 같은 장벽을 통해 선별된 필요 영양소만 받아들이고 외부 물질들을 효과적으로 차단한다. 대부분 매우 작은 크기의 물질이나 지용성 물질, 호르몬들은 BBB의 혈관 내피세포(endothelial cell)를 직접 통과하고 당이나 인슐린처럼 큰 분자의 물질과 수용성 물질들은 세포막 표면에 존재하는 단백질을 통해

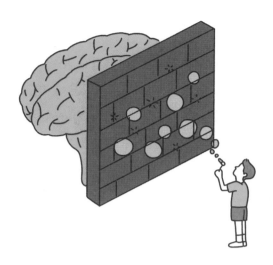

뇌의 방어체계는 어떻게 작동할까?

내부로 운반된다.

건강한 삶을 유지하려면 반드시 뇌 건강을 지켜야 한다. 그런데 뇌 건강은 어떻게 유지되는 것일까? 과거에는 뇌의 노폐물 제거가 뇌에 공급되는 혈류에 의해 이루어진다는 가설이 지지를 받았다. 하지만 아이러니한 점은 뇌를 철저하게 보호하도록 구성된 BBB가 있는데, 뇌 노폐물 제거가 어떻게 완벽하게 이루어지느냐 하는 점이었다.

최근 여러 연구의 결과로 밝혀진 글림파틱 시스템(glymphatic system)이 이러한 의구심에 답을 제시하고 있다. 글림파틱 시스템이란 쉽게 말해 뇌와 척수로 구성된 중추신경계에서 발생하는 대사성 폐기물을 처리하는 시스템이라고 할 수 있다. 뇌에 쌓인

노폐물 제거에 있어서 글림파틱 시스템이 가장 큰 역할을 한다고 하겠다. 뇌척수액(cerebrospinal fluid)이 혈관 주위 공간(perivascular space)으로 유입된 후 뇌실질(brain parenchyma)로 흘러 들어가는데, 이렇게 유입된 뇌척수액은 뇌실질을 나와 경막에 위치하는 림프계(lymphatic system)를 통해 두개골 밖으로 빠져나가게 된다. 예전에는 뇌 주위의 뇌척수액은 뇌 주변으로 흐르면서 뇌를 중력이나 외부 충격에서 보호하는 역할을 하는 것으로 이해했으나, 최근 연구결과들은 이 뇌척수액이 뇌의 노폐물을 청소하는 데 중요한 역할을 한다고 보고 있다.

글림파틱 시스템의 발견에 있어 가장 중요한 연구는 아쿠아포린4가 뇌척수액을 뇌실질로 유입시키는 경로라는 점을 밝혀낸 것이다. 아쿠아포린4는 물이 드나드는 일종의 '물 통로'인데, 뇌척수액이 뇌실질로 흘러 들어가는 데 쓰이는 단백질로 이루어진 구조물이다. 이 구멍을 통해 뇌의 청소작용을 하는 뇌척수액이 뇌실질로 흘러 들어가게 되고, 글림파틱 시스템이 시작되는 것이다.

실험 쥐를 대상으로 한 연구에서 유전자 조작에 의해 아쿠아포린4가 역할을 하지 않는 쥐의 경우, 뇌척수액이 뇌실질로 유입되지 않는다는 것을 발견했고, 더 나아가 이러한 쥐는 치매의 원인이 되는 아밀로이드 베타(amyloid beta) 단백질의 배출 또한 원활하지 않음이 발표되었다. 이 연구는 글림파틱 시스템이 치매 발생과 연관되었을 가능성이 있음을 보여주었다.

글림파틱 시스템 모식도

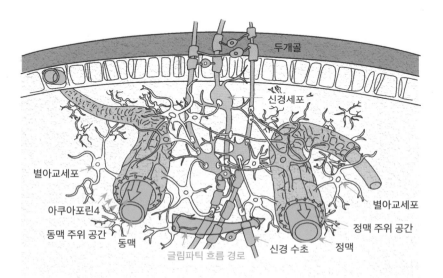

두개골

신경세포

별아교세포

아쿠아포린4

동맥 주위 공간   동맥

글림파틱 흐름 경로

신경 수초

별아교세포

정맥 주위 공간

정맥

뇌척수액은 지주막하 공간(subarachnoid space)에 흐르는 혈액에서 맥락총(chorid plexus)을 통해 만들어지는 무색투명한 액체이다. 이 뇌척수액은 뇌동맥 혈관 주위 공간으로 흘러 들어가게 되고, 아쿠아포린4(aquaporin 4)라는 물 통로(water channel)를 통해 뇌실질의 간질 공간(interstitial space)으로 들어가서 간질액과 섞이면서 뇌의 노폐물을 제거한다. 이후 뇌정맥 혈관 주위 공간으로 배출된 뒤 림프계를 통해 전신 순환에 합류하게 된다.

글림파틱 시스템에 대한 연구들은 실험 쥐 같은 동물 연구가 대부분이다. 그렇다면 사람에게서 글림파틱 시스템을 볼 수 있는 방법은 없을까? 결론만 얘기한다면, 볼 수 있다. 현재 사람에게서 글림파틱 시스템을 영상화해서 볼 수 있는 방법은 MRI가 유일하다.

그런데 왜 최근 이러한 글림파틱 시스템이 주목을 받는 것일까? 가장 큰 이유는 치매의 원인 중에 하나로 알려져 있는 아밀로이드 베타 단백질을 제거하는 데 글림파틱 시스템이 관여한다는 점이다. 글림파틱 시스템의 원활한 흐름이 뇌실질에서 아밀로이드 베타 단백질을 제거하는데, 이 흐름에 장애가 생기면 아밀로이드 베타 단백질이 원활하게 제거되지 못하여 치매 발생 가능성이 높아진다는 것이다. 또 한 가지 재미있는 연구는 깊은 잠을 잘 때 이 글림파틱 시스템의 흐름이 더 빨라진다는 점이다. 이는 질 좋은 수면이 치매 예방과 밀접한 관련이 있음을 시사한다. 이 내용은 다음 장에서 살펴보도록 하자.

노화와
수면

～～～～～

그리스의 철학자 아리스토텔레스(Aristoteles)가 잠에 대해 남긴 말 중에 "잠은 하루의 마지막 순간에 우리 몸의 피를 정화하는데, 더러운 피는 아래로, 깨끗한 피는 우리 뇌로 보낸다."는 구절이 있다. 2000년 전의 현자가 한 이 말은 수면과 관련된 여러 연구 결과를 다시금 상기시킨다. 건강한 수면은 우리의 마음을 건강하게 할 뿐만 아니라 다양한 질병을 예방하는 데 도움이 되고, 뇌의 나이를 젊게 유지하여 나이가 들면서 나타나는 인지기능 저하 또한 막아준다. 잠이 우리 뇌의 노화를 막는 치료 효과가 있다는 것이다.

동맥과 미세혈관에서의 적절한 혈관압과 박동성은 뇌에 혈액을 공급하는 데 중요한 역할을 한다. 젊을 때는 동맥의 탄력성이 좋아 심장 박동이 동맥을 타고 미세혈관까지 전달된다. 따라서 적절한 혈관압이 전신에 골고루 분산되고, 심장의 박동 또한 동맥을 지나 미세혈관에서도 유지된다. 그러나 나이가 들면 심혈관계에 변화가 나타난다. 동맥 혈관벽의 탄력성이 줄어들면서, 동맥이 딱딱해지고 유연성이 점차 떨어지게 된다. 또한 최종 당화산물(advanced glycation end-products, AGE)들이 동맥 혈관벽에 침착되고 동시에 석회화가 진행된다. 노화에 의한 혈관의 변화는 동맥압 및 박동성을 증가시키고, 딱딱해진 혈관은 다시 동맥 내 혈류속도와 동맥압을 증가시켜 말단 혈관 내에 물리적 스트레스를 가중시키게 된다. 증가된 혈관 내 스트레스는 뇌 조직의 손상을 유발할 수 있는데, 특히 나이가 들면서 자주 발견되는 뇌실질 내

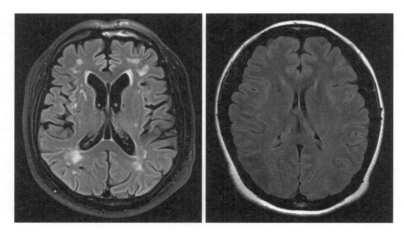

왼쪽은 70세 환자의 뇌영상이고, 오른쪽은 30세 정상인의 뇌영상이다. 왼쪽 뇌에는 뇌백질에 여러 개의 하얀색 변화가 보이는데, 이는 노화에 따른 소혈관 질환에 의한 것이다. 왼쪽 뇌는 오른쪽 뇌에 비해 위축되고 뇌실이 확장되어 보이는데, 이 역시 노화에 의한 것이다.

소혈관 질환의 중요한 원인이라고 알려져 있다. 치매의 약 45퍼센트가 이러한 혈관 변화에 의한 것이다.

글림파틱 시스템은 뇌척수액을 생성하는 것으로 시작된다. 뇌척수액은 뇌와 척수의 쿠션 역할을 하는 액체인데, 이것은 뇌실에 있는 맥락총에서 만들어진다. 맥락총(chorid plexus)은 일종의 필터 역할을 하는 구조물로 혈액에서 물을 포함한 특정 성분만을 걸러서 뇌척수액을 만들게 된다. 결국 글림파틱 시스템이 원활하게 작동하려면 초기에는 혈액순환이 가장 중요한 셈이다. 그러나 앞에서 설명한 것과 같이 노화로 인해 혈관이 점점 경직될 경우 결국 글림파틱 시스템의 흐름이 저하된다고 할 수 있다.

우리가 잠을 잘 때 글림파틱 시스템의 뇌 청소 작용이 활발하게 이루어지는데, 특히 깊은 수면 단계인 3단계 서파수면에서 더 확연하게 나타난다. 서파수면 시에는 뇌 간질 공간이 확장되면서 글리파틱 흐름이 증가하게 되는데, 이로 인해 뇌 청소 작용 또한 확연하게 증가하는 것으로 나타났다. 나이가 들면 특히 서파가 나타나는 수면이 감소하게 되는데, 이 때문에 글림파틱 시스템의 뇌 청소 작용 또한 나이가 들수록 감소된다고 할 수 있다.

노화를 막을 수는 없다. 하지만 노화로 인해 뇌 청소 작용이 감소하는 현상을 막을 수는 없을까? 나는 이 책에서 뇌 건강을 위해 우리 모두가 스스로 할 수 있는 몇 가지 방법을 제안하고자 한다.

글림파틱 시스템을 활성화하는 방법 10

- **충분한 수면은 서파수면 감소를 보완할 수 있다.**

  나이가 들수록 충분한 수면을 유지하려 노력하는 것이 우리의 뇌 건강을 지키는 가장 좋은 방법이다. 충분한 수면이 치매를 예방할 수 있다.

- **과음을 피해야 한다.**

  음주는 수면의 질을 떨어뜨리는데, 특히 서파수면 시간을 감소시킨다. 과음은 글림파틱 시스템의 뇌 청소 작용을 방해하여 잠을 통한 뇌의 회복을 더디게 한다.

- **깨어 있는 동안에 꾸준한 두뇌 활동을 해야 한다.**

  특히 새로운 지식의 습득이나 독서는 우리 뇌신경계의 연결성을 강화한다. 뇌신경세포도 우리 몸의 다른 세포들과 마찬가지로 쓰지 않으면 그 기능을 상실하고 퇴화한다. 그러므로 뇌신경세포를 꾸준히 훈련해야 한다.

- **좋은 사람들과 함께하는 취미활동을 지속해야 한다.**

  인간은 사회적 동물이며 건전한 대인관계에서 활력을 찾는다. 건전한 취미활동은 스트레스를 줄이고, 도파민과 같은 행복 호르몬 분비를 증가시켜 뇌 건강을 지키는 데 도움이 된다.

- **여행을 떠나보자.**

  여행은 새로운 장소와 문화를 경험할 수 있는 특별한 체험이며, 우리 뇌에 긍정적 자극을 주는 좋은 방법이다. 여행을 준비하고 경험하면서 우리 뇌는 자연스럽게 행복을 느낄 수 있다. 여행지에서 나만의 특별한 추억을 만들고 기억하는 것도 좋은 방법이다.

- **새로운 도전을 두려워하지 말아야 한다.**

  업무에서나 일상적인 삶에서 틀에 박힌 방식은 우리를 게으르게 만들고 뇌를 더 지치게 한다. 새로운 도전은 우리 삶과 뇌에 활력소가 될 수 있다.

- **균형 잡힌 식습관을 유지해야 한다.**

  고탄수화물 혹은 고지방 식이는 심혈관계에 치명적이다. 앞에서 이야기한 것처럼 건강한 심혈관계를 유지하는 것은 우리 뇌를 지키는 중요한 요소이다.

- **간헐적인 게으름이 필요하다.**

  너무 긴장된 일상을 사는 것은 뇌를 지치게 한다. 우리 뇌가 쉴 수 있도록 늦잠을 자는 날도 필요하다.

- **침대에서는 휴대전화를 멀리하자.**

  특히 잠들기 전에는 더욱 그러하다. 밝은 빛을 통해 전달되는 과도한 정보와 영상들은 우리 뇌를 지치게 하고, 잠잘 준비를 하는 뇌를 깨워 각성 상태로 만든다. 숙면을 위해서는 휴대전화 대신 독서가 도움이 된다.

- **가장 권장하는 것은 운동이다.**

  지속적인 운동은 심혈관계 질환을 예방하여 이로 인한 글림파틱 시스템의 저하를 막을 수 있다. 또한 건강한 수면 유도에 이보다 더 좋은 방법은 없다.

치매와
수면

≈≈≈≈≈

"순결한 잠. 우리의 모든 걱정을 달래주는 잠. 매일을 쉬게 하는
잠. 지친 노동자를 달래고 상처받은 마음을 치유하는 잠. 삶이라
는 잔치의 메인 코스이자 가장 좋은 자양이 되는 잠."

– 윌리엄 셰익스피어(William Shakespeare), 《맥베스 Macbeth》

셰익스피어는 이미 1606년에 잠이 우리 삶에 얼마나 중요하고
건강을 영위하는 데 필수적인지를 깨달았던 것 같다. 잠은 우리
영혼과 몸을 회복하는 데 반드시 필요한 요소이다. 400년 전의
현자들은 아무런 과학적 지식 없이도 잠에 대한 중요성을 알고
있었다.

21세기 들어 빠르게 고령화 사회로 진입한 우리나라는 치매
유병률 역시 급격하게 증가했다. 현재 약 7~13.1퍼센트로 추정

되는데, 2050년까지 치매환자 수는 20년마다 두 배로 증가할 것으로 예측되고 있다. 고령화 사회에서의 치매 관련 복지예산 역시 가파르게 증가하고 있다는 점에서, 치매의 예방과 진단 및 치료는 의학적인 도전만이 아니라 사회경제적 측면에서도 시급히 해결해야 할 중대한 문제라고 할 수 있다.

알츠하이머(Alzheimer dementia)는 치매를 일으키는 가장 흔한 퇴행성 뇌질환이다. 알츠하이머는 매우 서서히 발병하여 점진적으로 진행되는데, 초기에는 주로 최근 일에 대한 기억력에서 문제를 보이다가 점차 언어기능이나 판단력 등 다른 여러 인지기능의 이상으로 결국 모든 일상생활을 상실하게 된다. 뿐만 아니라 성격변화, 초조행동, 우울증, 망상, 환각, 공격성 증가, 수면장애 등의 증상이 동반되며, 말기에 이르면 경직, 보행 이상 등의 신경학적 장애와 대소변 실금, 감염, 욕창 등의 신체적 합병증까지 나타나게 된다.

현재 알츠하이머 발병의 가장 핵심 기전으로 알려진 것은 다음 가설이다. 아밀로이드 베타라는 작은 단백질 조각의 과도한 축적에 따른 산화스트레스와 염증반응이 시냅스 및 신경세포의 손상을 유발하고 최종적으로 뇌 위축을 초래하여 치매 증상이 나타난다는 것이다. 따라서 이를 타깃으로 하는 신약 연구가 활발하게 진행되고 있지만 지금까지 거의 모든 임상시험이 긍정적인 효과를 보고하지 못하고 있다. 이 약물들의 치매 증상 개선효과가 제한적일 뿐만 아니라 뇌출혈 등의 부작용마저 동반하기 때문이다. 알츠하이머의 이해와 치료를 위해 새로운 접근 방법이 필요한 실정이다.

이에 새로운 대안으로 글림파틱 시스템의 역할이 크게 대두되고 있다. 알츠하이머가 발생하고 진행되는 데 글림파틱 시스템의 저하가 영향을 미친다는 것이 검증되었기 때문이다.

알츠하이머를 비롯해 다른 원인의 치매환자들에게 있어서도 수면패턴의 변화는 흔한 일이다. 이러한 수면패턴의 변화는 치매가 진행됨에 따라 뇌도 함께 변화하기 때문인데, 특히 시상하부와 뇌간이 관련되어 있다는 연구들이 발표된 바 있다. 치매 발생이 수면에 영향을 미친다면 반대로 수면이 치매 발생과 어떤 연관이 있지 않을까 하는 궁금증이 생길 것이다. 이에 대한 답으로 2021년에 발표된 연구결과를 소개한다.

7959명이 참가한 영국의 화이트홀-2 코호트(Whitehall II Cohort)를 대상으로 한 연구로 수면시간과 치매발생률을 보고했다. 해당 집단을 25년 동안 추적 관찰한 연구로서, 많은 인원을 대상으로 긴 시간을 추적 관찰한 결과이기에 신뢰도가 높은 편이다. 해당 코호트에서는 521명이 치매로 진단되었는데, 50대와 60대에는 6시간 이하의 수면시간이 치매 발생과 높은 상관관계를 보였으며, 70대에서도 비슷한 경향을 보였다. 하지만 이전 일부 연구들에서 보고한 긴 수면시간은 치매 발생과 유의미한 상관관계를 보이지 않았다. 본 연구를 통해서 알 수 있는 것은 중년기 이후에는 충분한 수면을 취해야 치매를 예방하는 데 도움이 된다는 것이다. 이에 대한 근거 중 하나는 잠을 잘 때 치매의 원인 물질 중에 하나인 아밀로이드 베타 단백질의 제거가 이루어진다는 것이다. 바로 이 과정에 글림파틱 시스템이 관여한다.

2013년 대표적인 과학 잡지 중 하나인 〈사이언스 Science〉는 수면 시 아밀로이드 베타 단백질 제거가 현저히 증가한다는 연구 결과를 발표했다. 이 연구는 실험 쥐를 이용한 것으로, 수면 시 글림파틱 시스템을 통해 뇌척수액이 뇌실질로 유입되는 양이 증가하면서 깨어 있을 때 축적된 뇌의 노폐물이 상당 부분 제거되었다는 것이다. 이 연구에서는 광영상(Photoimaging)이라는 기법을 사용하여 글림파틱 시스템의 흐름을 관찰했는데, 깨어 있을 때는 글림파틱 청소율(clearance)이 90퍼센트 가량 감소하지만, 잠자는 동안에는 청소율이 두 배 가량 늘어난다는 것이 확인되었다.

그렇다면 사람 또한 잠을 잘 때 글림파틱 시스템의 흐름이 증가할까? 결론부터 말하면 그렇다. 해당 연구결과는 2021년, 나와 연구진이 함께 연구하여 발표했다. 건강한 성인 남녀 25명을 대상으로 수면 시와 각성 시의 글림파틱 시스템의 흐름을 글림파틱 MRI를 이용하여 비교한 연구이다. 우리 연구진은 MRI 검사를 할 때 쓰이는 가돌리늄 조영제(gadolinium-based contrast agent)를 정맥주사한 뒤 뇌의 신호강도가 변화하는 양상을 관찰하여 수면 시와 각성 시 글림파틱 시스템의 흐름을 비교했다. 이를 위해 가돌리늄 조영제 주사 후 12시간 동안 MRI를 촬영하여 분석했다. 뇌를 대뇌 회질, 대뇌 백질, 기저핵, 소뇌 백질, 소뇌 회질로 나누어 각 영역에서의 글림파틱 시스템의 흐름을 관찰했는데, 수면 시 대뇌의 회질 및 소뇌의 회질 영역에서의 글림파틱 시스템의 흐름이 빨라지는 것을 발견했다. 회질은 신경세포가 밀집되어 있는 영역으로 우리 뇌의 실질적인 신경신호가 생성되는 곳이다. 이는 사람 또한 잠잘 때 신경세포 주위의 노폐물 제거가 활발하게 일어남을 시사한다. 흥미로운 점은 수면 시 소뇌 회질에서의 글림파틱 시스템의 흐름이 두드러지게 개선되었다는 점이다.

최근 미국국립보건원(National Institutes of Health, NIH)에서 매우 흥미로운 연구를 발표했다. 20명의 건강한 자원자를 대상으로, 아밀로이드 베타 단백질의 침착을 볼 수 있는 양전자 단층촬영법(Positron Emission Tomography, PET)을 이용한 연구였다. 양전자 단층촬영이란 양전자를 방출하는 방사성 의약품을 체내에 주입한 뒤 이를 추적하여 인체에 대한 생리화학적, 기능적 영상을 3차원으로 얻는 핵의학 검사방법 중 하나이다. 암 검사를 비롯해 심장 질환, 뇌 질환 및 뇌기능 평가를 할 때 사용된다.

이 연구에서는 자원자들을 대상으로 밤새 수면을 취한 뒤의 상태와 31시간 동안 잠을 자지 않은 상태로 양전자 단층촬영을 했다. 그런데 31시간 동안 잠을 자지 않은 경우에는 잠을 잔 것과 비교해 5퍼센트 이상 높은 아밀로이드 베타 단백질 침착을 보였다. 이는 수면이 알츠하이머의 원인이 되는 물질 제거에 필수적임을 보여준다.

파킨슨병과
수면

〰〰〰

파킨슨병(Parkinson's disease)은 알츠하이머 다음으로 흔한 퇴행성 뇌질환이다. 파킨슨병은 뇌간의 중앙에 존재하는 뇌흑질에서 도파민을 분비하는 신경세포가 점차 파괴됨으로써 움직임에 장애가 발생하는 질환이다. 우리 뇌에는 여러 가지 신경전달물질이 있는데 그 중에 운동에 꼭 필요한 도파민이라는 신경전달물질이 있다. 도파민은 우리가 원하는 대로 몸을 정교하게 움직일 수 있도록 하는 중요한 신경전달물질로, 도파민 분비가 줄어들면 움직임이 느려지고 손이 떨려서 글씨가 잘 써지지 않는 등의 운동장애가 생긴다.

파킨슨병의 증상은 도파민계 신경이 60~80퍼센트 정도 소실된 뒤에야 명확하게 나타난다. 검사를 시행하면 뇌와 말초신경의 여러 부위에 이 병의 원인이 되는 물질인 알파시누클레인

(alpha-synuclein) 단백질이 침착되어 생긴 루이소체(lewy body)를 확인할 수 있다. 루이소체는 비정상적인 단백질 집합체로 뇌세포를 괴사시키는데, 이로 인해 발생하는 치매가 바로 루이소체 치매(Lewy body dementia)이다.

파킨슨병은 주로 노년층에서 발생하는데, 60세 이상에서 1퍼센트의 유병률을 보이며 나이가 들수록 병에 걸릴 위험이 더 커진다. 전체 환자의 5~10퍼센트만이 유전으로 인해 발생하고 그 외 대부분의 환자들은 가족력이나 뚜렷한 유전자 이상이 없는데도 병이 발생한다. 환경적 영향이나 독성물질이 파킨슨병의 발병원인이라는 연구결과도 있으나, 대부분의 파킨슨병 환자들은 아직 발병원인을 알 수 없다.

앞에서 설명한 것처럼 수면 시에 뇌내에서 노폐물 제거가 활발하게 이루어지며, 이 노폐물 제거에 글림파틱 시스템이 중요한 역할을 한다. 그런데 파킨슨병 환자들의 흔한 증상 중 하나가 바로 렘수면 행동장애다. 이는 수면 중 뇌피질 활동도와 수면의 질을 동시에 저하시킨다. 파킨슨병 환자가 겪는 이러한 수면장애와 일주기 리듬의 변화는 뇌를 회복시키는 글림파틱 시스템을 망가뜨리는 결과로 이어진다. 따라서 파킨슨병 환자에게 있어서 병의 원인 물질인 알파시누클레인 단백질의 제거를 위해 수면과 글림파틱 시스템이 중요한 역할을 하며 병의 진행을 막는 데도 매우 중요하다고 하겠다.

잠의 신경계 보호 메커니즘

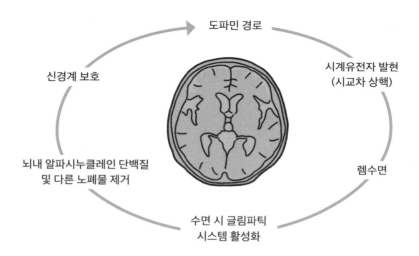

도파민 경로

시계유전자 발현
(시교차 상핵)

신경계 보호

렘수면

뇌내 알파시누클레인 단백질
및 다른 노폐물 제거

수면 시 글림파틱
시스템 활성화

도파민, 시계유전자 및 글림파틱 시스템의 역할

중뇌의 도파민 신경세포들이 수면과 각성 상태를 조절하는데, 이 과정에서 시교차 상핵이 활동하게 되고 시계유전자가 발현되어 건강한 수면을 유도한다. 수면 시 글림파틱 시스템이 활성화되어 뇌내 알파시누클레인 단백질 및 다른 노폐물 제거 또한 활발하게 이루어지게 된다.

파킨슨병은 운동 이상과 비운동 이상이 동시에 나타난다. 파킨슨병 환자의 운동 이상에는 느린 움직임, 안정 시 떨림, 근육의 경직과 자세 불안정 등이 있다. 비운동 이상에는 인지장애, 우울증, 불안증, 수면장애, 통증, 후각 이상, 위장장애, 자율신경계 이상 등이 있다. 이러한 비운동 장애는 파킨슨병 초기에 운동 이상이 나타나기 전에도 나타날 수 있다.

파킨슨병 환자에게서 나타나는 가장 흔한 비운동 이상은 렘수면 행동장애로, 사건수면으로 나타난다. 이는 렘수면에서 정상적으로 나타나는 근긴장소실이 나타나지 않아 꿈에서 한 행동을 실제로 하게 되는 것을 말한다. 흥미로운 점은 많은 렘수면 행동장애 환자들이 알파시누클레인 단백질 질환으로 발전하게 된다는 것이다. 그리고 렘수면 행동장애는 파킨슨병 환자의 도파민계 이상을 악화시킨다. 수면장애는 앞에서 살펴보았듯이 알츠하이머와 같은 퇴행성 신경질환에서도 나타나지만 특히 파킨슨병과 같은 알파시누클레인 단백질 질환에서 흔하게 나타난다.

파킨슨병 환자에게 수면장애는 인지기능 저하와도 높은 관련이 있는데, 특히 집중력 및 수행능력 저하와 연관성이 높다. 이런 인지 저하 현상은 전두엽에 루이소체가 과다 침착되고 대뇌피질-기저핵 간의 도파민 분비가 저하되는 현상과 관련이 있다.

시상하부 앞쪽에 위치하는 시교차 상핵은 수면을 포함한 일주기 리듬과 생리 기능을 조절한다. 이를 위해서 시계유전자(clock gene)들이 발현되어 그 기능을 하게 된다.

파킨슨병 환자는 이 시계유전자 발현에 이상이 발생하는 것으로 알려져 있다. 시계유전자와 도파민은 서로 상호작용을 하면서 신경계를 조절하는데, 파킨슨병 환자들은 이러한 상호작용이 제대로 이루어지지 않는 것이다.

잠은 뇌기능을 보호하는 필수적인 요소로, 잠을 잘 자야만 뇌 내의 노폐물 제거가 원활하게 이루어진다. 이때 가장 중요한 역할을 하는 것이 글림파틱 시스템임은 앞에서 수차례 강조했다. 수면장애 증상을 개선해 글림파틱 시스템이 보다 원활하게 작동한다면 파킨슨병의 진행을 늦출 수 있게 될 것이다.

바이러스 혹은
만성피로증후군과 수면

～～～～

2020년 또 한 번의 바이러스 유행이 대한민국을 강타했다. 코로나바이러스감염증-19(COVID-19, 이하 코로나19)의 유행이다. 의학계는 이를 2019년 12월 중국 후베이성 우한시에서 시작된 신종 코로나바이러스(SARS-CoV-2)에 의한 감염질환으로 보고 있다. 이 바이러스가 중국에서 전세계로 확산되면서 우리 국민들 또한 거의 전쟁 수준의 고통을 겪었다. 이 바이러스에 대한 상세한 게놈 분석 결과가 2020년 1월 23일에 처음으로 나왔다. 이날 중국과학원 산하 우한 바이러스학연구소를 중심으로 한 연구진은 이 바이러스가 2003년 유행한 중증급성호흡기증후군(SARS, 사스) 바이러스와 같은 종이며, 박쥐에서 발견된 코로나바이러스와 거의 일치한다는 내용의 연구논문을 생물학 분야 논문 공개 사이트인 바이오알카이브(bioRxiv)에 공개했다. 연구진은 논문에서 확산

초기 단계의 환자 5명에서 채취한 바이러스의 전체 게놈 서열을 분석한 결과, 신종 코로나바이러스가 사스 바이러스와 79.5퍼센트, 박쥐에서 발견된 코로나바이러스와 96퍼센트 일치했다고 밝혔다. 이 바이러스에 감염되면 고열과 마른 기침, 두통, 호흡곤란, 폐렴 등의 증상이 발생하며, 치사율이 높지는 않지만 폐포 손상에 따른 호흡 부전으로 심하면 사망에 이를 수도 있다.

최근 연구결과에 따르면, 병원에 입원한 뒤 초기에 회복한 병력이 있는 코로나19 환자의 경우 53퍼센트에서 지속적인 호흡곤란, 34퍼센트에서 지속적인 기침, 그리고 69퍼센트에서는 지속적인 피로를 호소한다고 한다. 또 다른 연구에서는 코로나19 환자 중 일부가 심각한 감염 후유증을 보인다고 했는데, 근육통성 뇌척수염(myalgic encephalomyelitis, ME) 혹은 만성피로증후군(chronic fatigue syndrome, CFS)과 유사한 증상인 지속적인 피로감, 전신 근육통, 우울감 그리고 비숙면 상태의 지속 등이 증상이다. 한 연구자는 감염 후유증의 원인으로 후각신경 손상으로 인한 뇌척수액의 유출 저하를 제시했다. 이로 인해 글림파틱 시스템의 저하가 발생하고 뇌신경계에 독성물질이 축적되어 후유증이 더 악화되는 것이라고 설명했다.

글림파틱 시스템은 뇌를 씻어내는 뇌척수액의 순환으로, 마지막에는 림프관을 통해 두개골 외부로 배출된다. 글림파틱 시스템에 의한 뇌척수액 순환은 전체 뇌척수액 순환의 30~50퍼센트를 차지하며, 나머지 뇌척수액은 뇌실질로 들어가지 않고 바로

코로나19와 후각신경

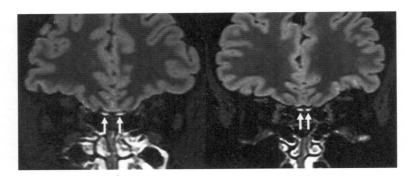

화살표가 가리키는 것이 후각 신경이다. 좌우 모두 코로나19 확진 후 각 기능이 떨어진 환자로, 바이러스가 후각신경에 침범해 염증을 유발했음을 알 수 있다. MRI 영상에서는 염증이 발생하면 그 부위가 밝게 보이는데, 정상이라면 어둡게 보여야할 후각신경이 밝게 보인다.

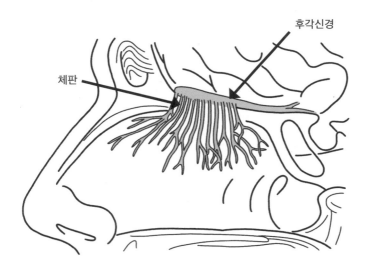

후각신경 주변의 비강 점막에는 림프관이 아주 잘 발달되어 있는데, 글림파틱 시스템을 거친 뇌척수액이 빠져나와 이곳으로 흘러들어간다.

정맥을 통해 혈류로 빠져나간다. 글림파틱 시스템을 거친 뇌척수액이 림프관으로 연결되는 부위는 비강 위쪽의 체판(cribriform plate)과 비강 림프계(nasal lymphatics), 뇌수막 림프관이 있으며 나머지는 뇌신경을 따라 흐른다. 체판은 코안의 천장과 머리뼈안 사이에 있는 벌집뼈의 한 부분으로, 아주 작은 구멍이 존재하며 비강과 두개내 공간의 경계를 형성한다. 이 구멍을 통해 후각신경의 말단이 비강으로 들어가 냄새를 맡을 수 있게 되는 것이다.

후각 상실은 코로나19 환자에게 나타나는 가장 흔한 신경계 합병증 중 하나로, 후각신경 이상은 경도 및 중등도 감염증 환자의 85.6퍼센트에서 나타나고 있다. 이러한 손상은 일시적일 수도 있지만 영구적으로 남을 수도 있다. 게다가 후각신경 주변의 비강 림프관에도 손상을 주기 때문에 글림파틱 시스템의 저하를 유발할 수 있다. 코로나19에 의한 글림파틱 시스템의 저하는 여러 연구자들에 의해 발표되었는데, 흥미로운 연구결과 중에 하나는 감염 후 두개골 내 뇌척수액 배출 저하로 인한 뇌척수액 상승이다.

이렇게 볼 때 코로나19는 단순한 호흡기질환이 아니라고 할 수 있다. 뇌신경계에 직접적인 손상을 주는 무서운 바이러스이며, 심지어 글림파틱 시스템에 문제를 일으켜 다양한 감염 후유증을 유발할 수 있다.

음주와
수면

〰〰〰

많은 사람들이 잠을 자려고 술을 마신다. 술을 마셔야만 쉽게 잠이 들 수 있다고들 한다. 하지만 수면과학자들이 지적하는 것은 알코올은 렘수면을 억제하기 때문에 수면의 질을 저하시킨다는 점과 사람은 보통 수면 후반부에 숙면하게 되는데 알코올이 이를 방해한다는 점이다. 뇌파검사에서 알려진 대로 알코올은 학습과 기억 형성에 중요한 역할을 하는 서파수면을 감소시키고 인지기능에도 문제를 일으킬 수 있다. 그리고 지속적인 음주는 뇌에 상당히 부정적이 영향을 미치는데, 인지장애, 뇌신경계 전달물질 부조화 및 뇌 위축 등을 일으킬 수 있다. 또한 지속적인 과음은 치매 위험성을 심각하게 높이며, 알츠하이머 및 파킨슨병의 발병률을 높일 수 있다.

이렇게 지속적인 과음이 건강에 해롭다는 점은 널리 알려져 있다. 하지만 소량의 음주는 건강에 이로울 수도 있다. 음주량과 우리 몸에 대한 유해성의 상관관계는 'J커브' 형태를 보인다. 예를 들면, 소량의 음주는 심혈관계 질환의 위험도를 낮추고, 일부 암 발생을 낮추며, 혈액순환의 개선을 도와 건강에 도움이 될 수 있다. 또한 어떤 연구에서는 소량의 음주가 오히려 치매 발병 위험도를 낮출 수 있다고 보고하고 있다.

그렇다면 음주는 뇌기능의 회복을 돕는 글림파틱 시스템에 어떤 영향을 미칠까. 앞서 수면 시 글림파틱 시스템의 흐름이 빨라져 뇌의 노폐물 제거가 활발하게 이루어진다는 점을 여러 차례 강조했다. 하지만 아쉽게도 아직은 음주가 글림파틱 시스템에 미치는 영향에 대해서 명확히 규명되지는 않았다. 다만 최근에 실험 쥐를 대상으로 한 대단히 실험적인 연구가 있어 소개한다.

이 연구에서는 알코올의 급성기 효과를 보기 위해 실험 쥐에게 에탄올을 소량, 중량, 고량(실험 쥐의 몸무게 1킬로그램 당 각각 0.5, 1.5, 4그램)으로 나누어 주입했는데, 각기 한 번씩 주입한 뒤 글림파틱 시스템의 흐름을 확인했다. 그리고 알코올의 만성효과를 보기 위해 30일 동안 소량 및 중량의 알코올을 주입한 뒤 글림파틱 시스템의 흐름을 확인했다. 알코올의 급성기 효과에 있어 소량의 에탄올은 글림파틱 시스템의 흐름을 증가시키는 반면 중량 및 고량의 에탄올은 글림파틱 시스템의 흐름을 저해했다. 알코올의 만성기 효과에서는 소량의 에탄올이 글림파틱 시스템의 흐름을 저해하지는 않았으나, 중량의 에탄올은 글림파틱 시스템의 흐름을 저해했다. 흥미로운 점은 중량의 에탄올을 30일간 주입한 실험 쥐의 경우 에탄올 주입을 끊었을 때 글림파틱 시스템의 흐름이 다시 정상으로 회복되었다는 점이다.

이 연구에서는 글림파틱 시스템의 흐름 외에 뇌실질 내의 세포변화도 관찰했는데, 중량의 에탄올을 장기 주입했더니 뇌의 퇴행성 변화도 함께 관찰되었다. 이는 알코올이 치매의 원인이 될 수 있음을 보여주는 증거라고 할 수 있다.

이 실험 쥐를 대상으로 한 알코올의 글림파틱 시스템에 대한 연구결과를 볼 때 음주가 건강에 미치는 유해성(여기서는 글림파틱 시스템의 흐름에 대한 영향으로 대표된다)은 'J커브'를 보였다. 특히 단기간 소량의 음주는 건강에 도움을 줄 수 있으나, 다량 혹은 장기간의 음주는 건강에 해가 된다는 것을 분명하게 알 수 있다. 이 실험에 적용된 중량의 음주는 몸무게가 70킬로그램인 사람을 기준으로 맥주 350시시에 해당되는데, 이 이상의 음주는 뇌 건강에 해를 끼칠 수 있다는 점을 기억하기 바란다.

수면마취와
수면

~~~~~~~~~

강남 성형외과에서 프로포폴 주사를 정기적으로 맞던 국내 굴지의 재벌 3세가 간호조무사를 집에까지 불러 프로포폴 주사를 맞았다는 폭로성 보도가 나온 적이 있다. 곧이어 유명 영화배우도 상습적으로 프로포폴을 맞았다는 보도가 나왔고, 해당 배우는 사실을 인정하면서도 소속사를 통해 '치료 목적'이었다고 해명하고 나섰다. 유명 연예인이나 연예기획사 대표, 재벌가 유력인사들이 연루된 프로포폴 투약 스캔들은 잊을 만하면 한 번씩 터진다.

프로포폴은 정맥에 투여하는 수면마취제다. 주사로 한 번에 투여하기도 하고, 펌프를 이용해 일정량을 일정 시간 동안 투약하기도 한다. 약이 혈관에 들어가면 처음에 약간의 통증이 있지만 금세 마취에 빠진다. 약효는 10~15분 정도 지속된다.

프로포폴 마취로 숙면을 경험해본 환자들은 정말 잠을 잘 잤다고 회고하기도 한다. 그런데 과연 수면마취를 통한 수면은 좋은 수면일까?

과거에 발표된 실험 쥐 대상의 연구에서는 케타민(ketamine, 전신 마취제의 한 종류로 수술과 통증 경감에 이용)과 자일라진(xylazine, 말, 소 등 인간이 아닌 포유류의 진정, 마취, 근육이완 및 진통에 사용)으로 마취했을 때 정상수면과 비슷한 양상의 글림파틱 흐름의 증가가 관찰되었다. 이로 인해 뇌내의 아밀로이드 베타 단백질의 제거 또한 원활하게 이루어진다는 것이 확인되었다. 이러한 현상은 케타민과 자일라진 마취가 수면 시 관찰되는 서파를 증가시키기 때문으로 보인다.

그렇다면 다른 종류의 수면마취도 글림파틱 흐름에 비슷한 영향을 미칠까? 지금까지의 연구결과로는 아닌 것 같다.

앞의 연구진은 실험 쥐를 대상으로 페노바비탈(phenobarbital, 뇌신경의 흥분을 억제해 수면, 진정, 경련 효과를 나타내는 약물)과 호흡마취제인 이소플루레인(isoflurane, 산소와 아산화질소의 혼합가스)을 사용한 글림파틱 흐름의 개선 효과 또한 관찰했다. 그 결과 페노바비탈은 약간의 개선 효과를 보였고, 이소플루레인은 거의 개선 효과가 없었다. 마취제의 종류에 따라 글림파틱 흐름의 개선 효과에 차이가 나타나는 이유는, 원인은 명확하지 않으나 서파수면과 관련이 있어 보인다. 케타민과 자알라진에 의한 수면마취는 서파수면을 증가시키는 반면, 페노바이탈이나 이소플루레인은 서파수면을 증가시키는 정도가 미미했는데, 이에 따라 글림파틱 흐름의 개선 효과에 차이가 나는 것으로 해석할 수 있다.

다시 프로포폴 마취로 돌아가보자. 한 연구에서 프로포폴 마취 후 뇌파검사를 시행했는데, 마취 시 서파수면과 비슷한 양상의 뇌파 결과를 보였다고 한다. 이는 프로포폴 마취가 숙면을 유도할 수 있음을 시사한다. 하지만 이러한 효과에도 불구하고 프로포폴은 의존성을 보일 수 있는 것으로 알려져 우리나라 식품의약품안전처는 2011년 프로포폴을 '향정신성의약품(마약류)'으로 분류했다. 프로포폴은 뇌에 수면신호를 보내는 감마아미노부티르산(GABA) 수치를 높이는데, 이때 뇌의 도파민 조절 기능이 마비되면서 도파민이 다량 분비된다. 도파민 수치가 급격하게 높아지면 '유포리아(euphoria, 극도의 행복감을 느끼는 현상)'가 나타날 수 있다고도 한다.

푹 자고 싶어 프로포폴 마취에 의존하는 현상은 슬프게도 현대인에게 숙면이 얼마나 절실한지를 보여준다. 이 방법은 너무 쉽고 달콤한 유혹일 것이다. 하지만 이는 불법적일 뿐만 아니라 결과적으로 우리 뇌를 망가트릴 수 있는 최악의 방법이다. 건강한 숙면을 취하려면 자신의 건강을 지키며 지속할 수 있는 방법을 찾아야 할 것이다.

대한수면의학회에서는 '건강한 수면을 위한 10계명'을 다음과 같이 제시하고 있다. 1장에서 제시한 '건강한 수면습관의 9가지 규칙'과 크게 다르지는 않다.

건강한 수면을 위한 10계명

- 잠자리에 드는 시간과 아침에 일어나는 시간을 규칙적으로 하라.

- 잠자리에 소음을 없애고, 온도와 조명을 안락하게 하라.

- 낮잠은 피하고 자더라도 15분 이내로 제한하라.

- 낮에 40분 동안 땀이 날 정도로 운동하면 수면에 도움이 된다.

  (그러나 늦은 밤에 운동하면 도리어 수면에 방해가 된다.)

- 카페인이 함유된 음식과 알코올, 니코틴을 피하라.

  (술은 일시적으로 졸음을 증가시키지만 중간에 잠에서 깨어나게 한다.)

- 잠자기 전 과도한 식사를 피하고 적당한 수분을 섭취하라.

- 수면제의 일상적 사용을 피하라.

- 과도한 스트레스와 긴장을 피하고 이완하는 것을 배우면 수면에
  도움이 된다.

- 잠자리는 수면과 부부생활을 위해서만 사용하라.

  (잠자리에 누워서 책을 보거나 TV를 보는 것을 피하라.)

- 잠자리에 들어 20분 이내 잠이 오지 않는다면, 잠자리에서 일어
  나 이완하다가 피곤을 느낄 때 다시 잠자리에 들라.

  (잠이 오지 않으면 잠자리에 계속 누워 있지 마라. 이는 오히려 과도한 긴장을 유발하여 더

  욱 잠들기 어렵게 만든다.)

우리 뇌를 지키는 수면
그리고 나의 선택

~~~~~~~~

지금까지 수면이 우리 뇌 건강에 얼마나 중요한지에 대해 살펴보았다. 건강한 수면은 우리 뇌가 정상적인 기능을 유지하는 데 꼭 필요하며 장기적으로 치매 예방에도 도움이 된다. 나는 앞에서 제시한 '건강한 수면을 위한 10계명' 중에서 가장 중요하고 지속가능한 것은 꾸준한 운동이라고 믿는다. 나 또한 최근 사람을 대상으로 한 연구에서 꾸준한 운동이 뇌 건강에 도움이 된다는 연구결과를 도출하여 학술지에 발표할 예정이다.

꾸준한 운동은 우리 뇌를 건강하게 한다. 운동이 뇌에 미치는 영향은 다양하다. 뇌신경 재생, 뇌 시냅스 증강, 뇌혈관계 성장 등에 영향을 미친다는 점이 발표되고 있고, 이를 통해 기억력 및 학습능력이 증진된다는 점이 밝혀지고 있다. 더 흥미로운 것은 특히 유산소 운동이 이러한 신경세포 성장을 자극할 수 있다는 점이다. 특히 기억력과 학습에 중요한 역할을 하는 뇌의 해마에 이러한 성장 잠재력이 있는 신경세포가 풍부하다고 한다.

또 하나의 운동 효과는 심혈관계 기능 강화로 인한 간접적인 뇌 보호이다. 뇌는 풍부한 혈액을 공급받는 장기인데, 고혈압이나 고지혈증으로 인해 뇌혈류 공급이 원활하지 않을 경우 치명적인 결과를 초래할 수 있다. 성인 남자의 뇌출혈 원인으로 가장 흔한 것이 고혈압이다. 고지혈증 또한 뇌혈관에서 동맥경화를 일으키면 뇌 손상을 초래할 수 있다. 이렇게 뇌에 치명적일 수 있는 고혈압이나 고지혈증은 운동으로 예방과 관리가 가능하다.

가장 큰 효과는 운동이 수면의 질을 향상시킨다는 점이다. 운동으로 에너지를 소모하면 우리 몸은 잠을 통한 회복 프로세스를 촉진시켜 숙면을 유도하게 된다. 운동으로 체온을 증가시키는 것 역시 수면의 질 향상에 도움이 되는 것으로 알려져 있다. 뿐만 아니라 잠드는 시간을 단축시켜 불면증에도 도움이 된다. 자, 뇌 건강을 위해 푹 자고 싶다면 다음 장을 참고해 가벼운 운동을 시작해보자.

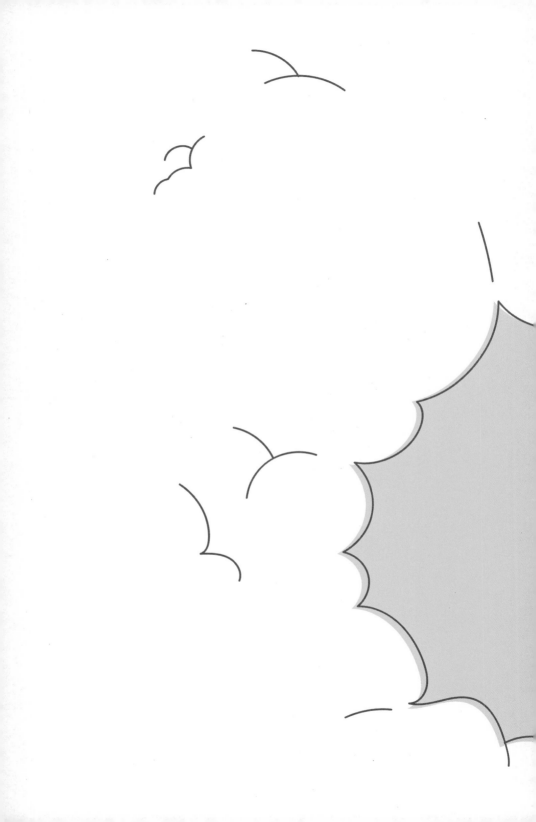

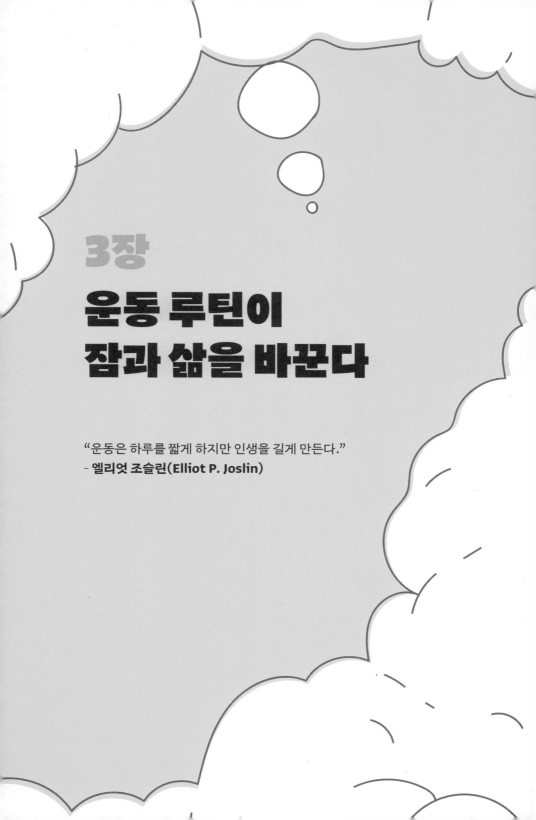

3장

운동 루틴이
잠과 삶을 바꾼다

"운동은 하루를 짧게 하지만 인생을 길게 만든다."
- 엘리엇 조슬린(Elliot P. Joslin)

수면제보다
더 잠 잘 오는 비결, 운동

~~~~~~~~

셀 수 없이 많은 불면증 치료 해법 중에 적당한 운동이 빠진 적은 없었다. 그만큼 효과가 확실히 검증된 방법이라는 얘기다. 운동을 해서 지치면 회복하기 위해 자연스럽게 잠이 오는 것이 우리 몸의 생리적 이치다. 정신노동에 찌들어 피곤한 것과 몸이 피곤한 것은 다르다. 충분히 움직여 몸이 피로를 느끼게 만들어야 한다. 운동을 하면 짧은 시간에 골고루 몸을 쓸 수 있다. 또 운동하면 수면 호르몬인 멜라토닌이 분비되는데, 이는 운동의 필요성을 증명하는 의학적 증거 중 하나다. 운동은 엔도르핀(endorphin) 분비를 증가시켜 스트레스와 긴장을 완화해주기 때문에 정신적으로 잠잘 준비가 되도록 돕는다. 적당한 운동이 쉽게 잠들게 해줄 뿐만 아니라 더 깊게 잘 수 있도록 도와준다는 것은 많은 스포츠 의학 연구결과를 통해 확인할 수 있다. 운동은 수면의 양과 질

운동이 수면에 미치는 영향

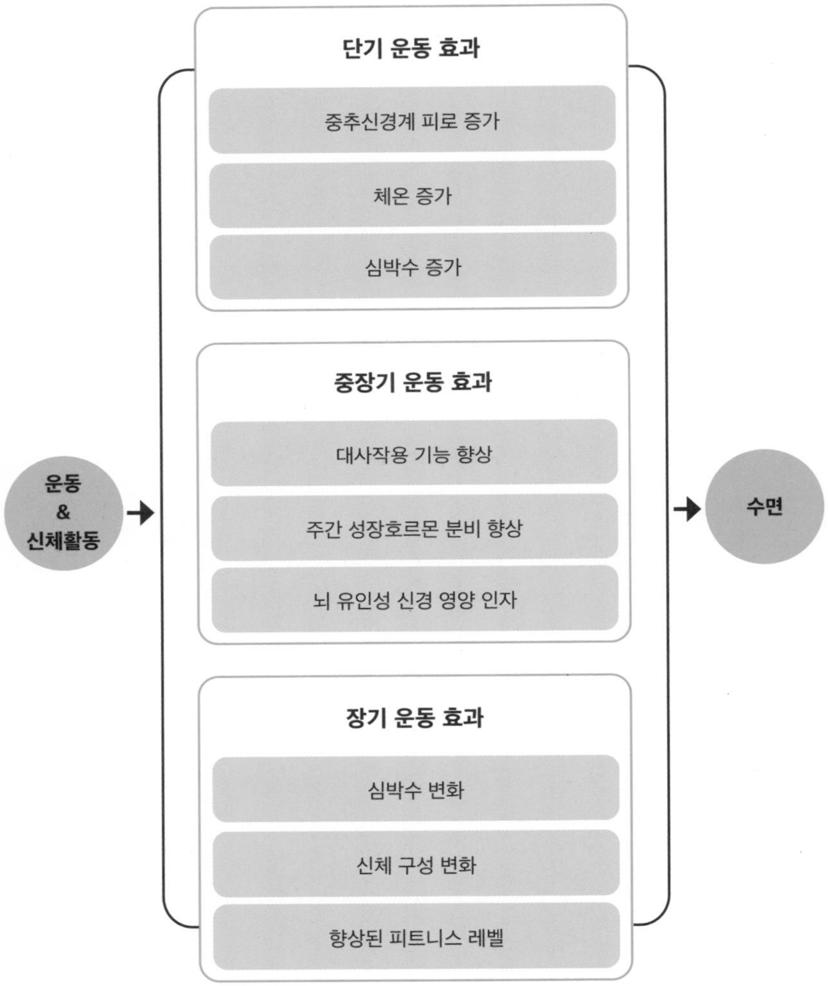

단기 운동 효과

중추신경계 피로 증가

체온 증가

심박수 증가

중장기 운동 효과

대사작용 기능 향상

주간 성장호르몬 분비 향상

뇌 유인성 신경 영양 인자

장기 운동 효과

심박수 변화

신체 구성 변화

향상된 피트니스 레벨

운동 & 신체활동

수면

을 모두 높여준다. 잠을 잘 자는 데 운동만큼 싸고 잘 듣는 보약
도 없다.

　운동은 수면의 양과 질을 향상시켜 통증을 줄여주는 간접 효
과를 발휘하기도 한다. 수면과 통증은 서로 밀접하게 영향을 주
고받는다. 질 좋은 수면은 피로 해소를 도울 뿐만 아니라, 몸에서
만드는 진통제라고 불리는 엔도르핀과 같은 호르몬 분비를 촉진
시키기 때문이다. 2022년 존스홉킨스대학교에서 실시한 연구에
서 수면의 질이 낮은 사람들은 통증과 관련 있는 뇌의 다양한 영
역에서 엔도르핀 양이 줄어 있음을 발견했다. 아픈 곳이 있으면
잠을 잘 못 자는 것은 당연하다. 그런데 운동을 하면 잠이 잘 오
고 덜 아프다. 더 잘 자니 아픈 데 없이 상쾌하고 힘이 난다. 그래
서 운동할 기운도 난다. 이것이 바로 운동, 수면, 상쾌한 몸의 선
순환이다.

운동 요법의
장점

~~~~~~

부작용 걱정 없는 수면제 효과

모든 수면제는 건강을 해칠 수 있고, 암을 포함해 치명적인 질병에 걸릴 위험을 높인다. 이런 부작용에서 자유로운 신약 개발에 대한 소식은 아직 없다. 하지만 운동 요법은 뒤에 이야기할 몇 가지만 조심하면 부작용 걱정이 없다. 운동 요법은 당장 오늘 밤 잘 자는 데 별 도움이 안 되더라도 손해 볼 게 없다는 얘기다. 그만큼 실패에 대한 부담 없이 시도해볼 수 있다.

약값 걱정이 없다

걱정할 필요 없는 것이 또 있다. 운동 요법은 약물에 비해 경제적이다. 돈이 아예 안 드는 운동도 많다. 뿐만 아니라 개인의 경제적 상황에 맞춰 가장 적당한 비용이 드는 방법을 선택할 수도 있다. 유명한 전문 퍼스널 트레이너와 최고급 시설을 갖춘 곳에서 치료 겸 럭셔리한 운동을 즐기는 것도 좋지만, 집에서 배우자와 함께 허리 플랭크를 하는 것은 더욱 좋다. 공짜인데다 금슬이 좋아지는 건 덤이다. 생각보다 시간도 적게 든다. 하루 단 10분씩만 운동해도 효과를 볼 수 있다. 운동과 직접 관계없는 시간 낭비도 적다. 병원처럼 예약도 필요 없고, 병원 대기실에 앉아 하염없이 기다릴 필요도 없으니 말이다. 하루 중 아무 때나 가장 운동하기 좋고 편한 시간에 하면 된다. 팔굽혀펴기를 하는데 아침에 하면 어떻고 저녁에 하면 어떤가? 하기만 한다면 언제든 그 효과에는 별 차이가 없다. 장소와 시설도 비슷하다. 어디서나 장비 없이 할 수 있는 좋은 운동을 아주 쉽게 찾을 수 있다. 대부분 맨손 운동은 비싼 장비를 사용하는 운동에 비해 큰 힘을 쓸 필요가 없고 몸에 무리도 덜 간다.

어떤가? 걱정할 만한 부작용도 없고, 돈이나 시간, 공간이 크게 필요하지도 않다. 안 할 이유가 없지 않은가? 그래서인지 "에이, 그놈의 운동 괜히 해서 힘만 뺐네."하며 운동한 걸 후회하거나 추천자를 원망하는 사람은 본 적이 없다. 말 그대로 밑져야 본전이니, 일단 한번 해보면 어떨까?

지속가능하면서 신속한 효과

수면제와 달리 운동 요법은 그 효과가 일회성에 그치지 않는다. 지속가능하다. 잠들게 도와줄 뿐 아니라 불면증의 근본 원인을 개선할 수 있기 때문이다. 대부분의 약물 치료는 증상을 완화시켜 잠들 수 있게 도와주지만 불면증이 생긴 원인을 해결해주지는 않는다. 약물 치료를 잘 받아서 효과를 봤다고 해도 그때뿐인 이유다. 오히려 장기복용하면 약물에 내성이 생기고 금단증상이 나타나는 등 의존성이 생긴다. 이와 반대로 오래가는 효과는 천천히 나타난다. 그런데 운동 요법은 효과가 바로 그날 밤부터 시작된다. 운동 후엔 혈액순환이 좋아지고 수면에 도움을 주는 호르몬이 분비되는 등 그날 밤 더 잘 잘 수 있는 몸을 만들어주기 때문이다.

꿩 먹고 알 먹고

운동 요법은 불면증에만 좋은 것이 아니다. 자연스럽게 따라오는 다양한 부가효과를 누릴 수 있다. 사은품이 구매한 상품보다 더 푸짐한 격이다. 운동으로 지긋지긋한 코로나19를 이길 수 있다. 신체 면역력을 높여 바이러스에 강한 몸을 만들어주기 때문이다. 건강에 관한 한 운동은 말 그대로 부작용 없는 만병통치약이다. 또한 고혈압, 뇌졸중, 심혈관 질환, 당뇨병, 대사 증후군에 걸릴 위험이 낮아진다. 지속적으로 운동을 한 사람들에게서는 치매도 더 적게 나타난다. 고혈압을 차단하는 베타 차단제, 콜레스테롤을 줄이는 스타틴, 인슐린을 조절하는 당뇨병약, 골다공증 치료제를 모두 합친 기적의 약물처럼 운동은 우리 몸에 생리적 변화를 일으켜 경이로운 효과를 가져온다. 게다가 우울증에도 특효약이다.

운동을 하면 뇌가 엔도르핀을 분비한다. 행복 호르몬으로 잘 알려진 엔도르핀은 통증을 줄이고 불안을 달래주며 기분이 좋아지게 해준다. 30분 이상 달렸을 때 몸이 가벼워지고 머리가 맑아지며 기분이 좋아지는 것을 뜻하는 러너스 하이(runner's high)도 바로 운동할 때 증가하는 베타엔도르핀의 영향으로 얻어지는 행복감다. 이처럼 운동 치료는 더욱 행복하고 풍요로운 삶을 가능하게 해준다.

더불어 피부도 좋아지고, 보기 좋은 몸을 만들 수 있으며, 휴대전화 중독에서 벗어나는 데 도움이 될 뿐만 아니라, 성취감까지 느낄 수 있다. 어디 좋은 점이 이뿐이겠는가?

무엇보다 즐겁다

쾌락 추구는 언제나 그만큼의 대가나 희생을 동반한다. 하지만 운동 요법은 예외다. 운동해서 얻어지는 육체적 쾌락은 우리 몸에 해로운 것들로부터 멀어지게 해준다. 대신 과정이 문제다. 운동으로 쾌락을 느끼려면 반드시 몸을 움직여야 한다. 현대인에게 신체활동은 많을수록 좋다. 신체활동으로 인한 에너지 소비는 비용도 투자도 아닌 그 자체로 성과다. 동기가 쾌락이든 다른 어떤 것이든 현대인에게 신체활동은 아무리 많아져도 과하지 않다. 현생 인류는 부지런히 몸을 움직이며 사는 데 적합하도록 진화한 종이다. 쉴새 없이 몸을 움직여야만 간신히 먹을 것을 구할 수 있는 환경에서 살아남아야 했기 때문이다. 그래서 많이 먹고 적게 쓰는 현대인에게 신체활동은 늘 부족한 수준이다. 이것이 병을 부른다.

아프지 않은데 재미로 병원 치료를 받는 사람은 없다. 아프지만 않다면 병원에 가는 것은 되도록 피하고 싶은 일이다. 몸에 좋은 약은 입에 쓰다는 말은 운동 요법엔 적용되지 않는다. 운동 요법은 몸에 좋고 재미도 있는, 찾아보기 힘든 치료법이다. 치료를 위해 운동하다가 재미를 느끼는 것도, 재미 삼아 운동하다가 몸이 건강해지는 것도 모두 좋다. 치료를 위해 운동을 시작한다면 재미있어 보이는 운동을 골라서 하면 된다. 원래 운동하기 싫어하는 사람도 병 고치려고 참고 운동하다가 보면 대부분 재미를 찾게 된다. 즐길 거리를 발견하는 것은 생각보다 어렵고 귀한 일이다. 재미로 하다보면 잠도 잘 자고 몸도 좋아지니 즐거움이 즐거움을 부르는 셈이다.

운동 요법의 장점

부작용 걱정 없는 수면제

운동 요법은 부작용 걱정이 없으며
실패에 대한 부담 없이
시도해볼 수 있다.

약값 걱정 NO

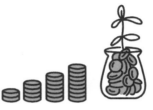

운동은 수면제 등 약물과
비교해 경제적이며 돈이 아예
안 드는 운동도 많다.

지속가능하면서 신속한 효과

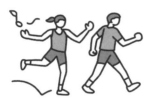

운동 요법은 효과가 일회성에 그치지
않고 지속가능하며 운동을 시작한
날부터 바로 효과를 느낄 수 있다.

꿩 먹고 알 먹고

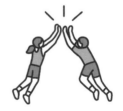

운동은 불면증 개선뿐만 아니라
다양한 부가 효과를 자연스럽게
누릴 수 있다.

무엇보다 즐겁다

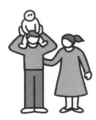

운동 요법은 몸에 좋고 재미도 있는
찾아보기 힘든 치료법이다.

숙면을 위해
운동해야 하는 이유

~~~~~~~~~

운동은 불면증을 치료하고 잠의 질을 높여준다. 운동이 어떤 메커니즘으로 잠자는 데 도움을 주는지, 그리고 어떻게 하면 잘 잘 수 있는지에 대해 알아보자.

풀어줄 근육이 있어야 잠이 온다

잠의 가장 중요한 역할은 우리 몸의 피로를 풀어주는 것이다. 몸을 많이 쓸수록 피로 해소에 대한 요구가 더 커진다. 잠이 오게 하는 주요 요인 중 하나는 뇌에 화학물질이 쌓이면서 수면압력이 커지는 것이다. '항상성 수면충동'이라고도 불리는 수면압력은 깨어 있는 시간이 길어질수록 강해지고 자고 일어나면 약해진다. 운동으로 몸이 피곤해지면 뇌에 수면압력을 일으키는 화학물질이 더 많이 쌓인다. 우리 몸에 자야 한다는 신호를 더 강력하게 전달하는 것이다.

육체노동을 많이 한다면?

직장에서 몸을 많이 쓰는 일을 하면 잠을 잘 자는 데 도움이 될까? 도움이 되긴 하지만 운동만큼은 아니다. 왜냐하면 대부분의 육체노동이 힘은 들지만 그렇다고 운동량이 많진 않기 때문이다. 일이기 때문에 운동보다 힘들게 느껴지지만, 운동만큼 신체의 다양한 부위를 골고루, 제대로 쓰지 않는 경우가 많다. 가장 큰 문제는 오히려 잠의 질을 떨어뜨린다는 것이다. 고된 육체노동은 특정 관절과 근육을 반복해서 무리하게 사용하는 경우가 많다. 그래서 운동이 된다기보다 부상이 많을 수밖에 없다. 몸이 아파 잠을 깊이 푹 잘 수 없게 된다. 육체노동을 많이 하면 운동은 안 해도 된다고 생각하기 쉽지만 그렇지 않다. 육체노동이 운동을 대신할 수는 없다. 오히려 육체노동이 많을수록 운동으로 근육과 관절을 보강해주어야 부상도 줄이고 잠도 잘 자며 건강을 유지할 수 있다.

빨리 잠들게 도와준다

다음 날 아침 일찍 출근해야 하는데 제때 잠들지 못할까 봐 긴장했던 경험이 누구에게나 있을 것이다. 잠자리에 누우면 왠지 모르게 불안한 마음이 드는 사람도 있다. 잠이 들면 무슨 일이 일어나는지 알 수 없고, 스스로 내 몸을 지킬 수 없다는 생각이 들기 때문이라고 한다. 또 눕기만 하면 그날 하루 있었던 속상한 일들과 걱정거리, 내일 해야 할 일들이 마구잡이로 떠오르곤 한다. 불면증을 겪는 많은 사람들은 잠 못 들까 불안해서 잠 못 드는 일이 반복된다. 이 같은 수면 전 불안(pre-sleep anxiety)은 불면증 환자가 흔히 겪는 문제다. 잠 잘 생각만 해도 온갖 근심거리가 떠오르기 때문이다. 수면 전 불안이 불면증을 일으키고, 불면증이 불안장애를 가져오고, 다시 불안장애가 수면 전 불안과 불면증을 악화시키는 악순환이 거듭되는 것이다.

운동은 불안과 불면이 반복되는 악순환의 고리를 끊는 데 특효약이다. 운동하면 불안을 일으키는 생각과 감정이 흩어지기 때문이라고 한다. 또한 운동은 뇌에서 스트레스를 막는 장치 스위치를 켜준다. 그리하여 불안감에 뒤척이는 시간이 줄어들고 금방 잠이 오게 된다.

생체시계를 맞춰준다

야외 운동은 우리 몸의 시계를 정확하게 맞추는 데 도움을 준다. 과학자들은 인간을 포함한 모든 생명체가 몸 안에 생체시계를 가지고 있다고 확신한다. 생체시계란 우리 몸이 낮과 밤, 일주기 리듬에 맞춰 생리 대사를 조절할 수 있는 자연 시한장치를 말한다. 제프리 홀 메인대학교 교수와 마이클 로스배시 브랜다이스 대학교 교수, 마이클 영 록펠러대학교 교수는 초파리 연구를 통해 낮과 밤 24시간 주기로 나타나는 일주기성 유전자들의 작동

기전을 밝힌 공로로 2017년 노벨 생리의학상을 받으며 이를 증명했다.

그동안 많은 연구를 통해 수면 패턴, 호르몬 조절, 대사, 체온, 혈압 등이 24간 주기의 생물학적 작용에 영향을 받는다는 것이 밝혀졌다. 또한 생체시계 관련 유전자들이 인슐린 감수성, 포도당 생성, 혈당주기 변화 조절을 통해 대사에도 중요한 영향을 미치는 것으로 알려졌다. 즉 우리 몸이 생체시계에 맞춰 먹고 자고 움직일 준비를 하며 명령을 내린다는 이야기다. 때문에 일상생활이 생체시계 리듬과 엇박자가 나거나 생체시계가 잘 안 맞으면 몸에 문제가 생기게 마련이다. 수면장애와 퇴행성 신경질환, 대사장애, 염증 같은 여러 질병에 취약해지고 심지어 암에 걸릴 위험마저 커질 수 있다.

햇빛을 보면 생체시계가 맞춰지고 밤에 잠이 잘 온다. 우리 몸이 햇빛을 보고 일주기 리듬을 조절하기 때문이다. 눈에 들어온 빛은 생체시계에 코르티솔이나 아드레날린 같은 각성 호르몬을 분비하라는 신호를 보낸다. 밝은 빛이 우리 몸에 지금은 깨어 있을 시간이라고 알려주는 것이다. 반대로 해가 진 뒤의 어둠은 생체시계에 수면 유도 호르몬인 멜라토닌을 분비하라는 신호다. 수면보조제로 널리 쓰이는 멜라토닌은 긴장을 풀어주고 잠이 오게 하는 호르몬이다. 햇빛을 충분히 보아야 뇌가 시간이 가는 것을 확인할 수 있고 우리 몸에 잘 준비를 하라고 신호도 보내는 것이다. 따라서 잠이 안 와 고생하는 사람들은 야외활동을 해서 햇

인체 생리에 영향을 주는 생체시계

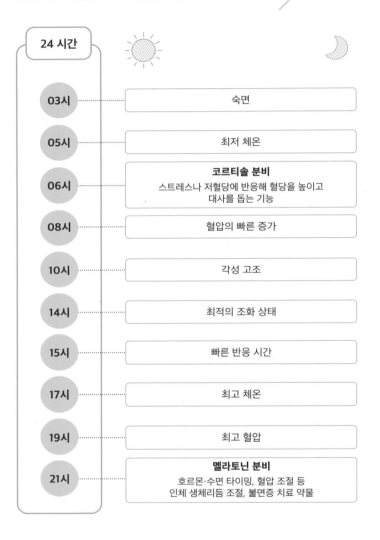

24 시간

03시	숙면
05시	최저 체온
06시	**코르티솔 분비** 스트레스나 저혈당에 반응해 혈당을 높이고 대사를 돕는 기능
08시	혈압의 빠른 증가
10시	각성 고조
14시	최적의 조화 상태
15시	빠른 반응 시간
17시	최고 체온
19시	최고 혈압
21시	**멜라토닌 분비** 호르몬·수면 타이밍, 혈압 조절 등 인체 생체리듬 조절, 불면증 치료 약물

빛을 충분히 쬐는 것만으로도 효과를 볼 수 있다. 해가 떠 있을 때 밖에서 하는 운동은 일광욕과 운동 효과를 동시에 볼 수 있는 불면증 특효약이다. 특히 노년층은 야외 운동이 더욱 필요하다. 나이가 들수록 일주기 리듬 조절 능력이 약해져 시간 맞춰 햇빛을 쬐는 것이 더 중요해지기 때문이다.

운동을 얼마나 많이 해야
푹 잘 수 있을까

～～～～

기뻐하시라. 단 3분이면 된다.

하기만 하면 효과가 보장되는 운동 요법에도 결정적 단점이
하나 있다. 운동을 '해야 한다'는 것이다. 그것도 운동을 안 하던
사람이 말이다. 《우리 몸 연대기 The Story of the Human Body》를 쓴 대
니얼 리버먼(Daniel Lieberman)에 따르면 운동을 하기 싫어하는 것이
인간의 본능이라고 한다. 우리 몸이 운동을 피하도록 진화했다
는 것이다. 왜냐하면 수렵과 채집 활동에 필요한 만큼만 움직이
고 불필요한 움직임은 최대한 피하는 것이 생존과 번식에 유리
했기 때문이다. 먹을 것도 부족하고, 추위와 맹수 등 각종 위협에
시달리며 안 그래도 피곤한 수렵채집인에게 추가로 힘을 쓰는
일은 에너지 낭비였을 것이다. 수렵채집인의 활동량이 많은 이
유는 생존을 위해서지 원해서가 아니었다. 수렵채집인 관점에서

보면 운동은 혜택 없이 힘만 드는 행동이다. 수렵채집인이나 현대인이나 몸을 움직이고 힘을 쓰는 것을 싫어하고 피하려는 것은 거의 본능이다. 차이가 있다면, 수렵채집인은 부지런히 몸을 놀리지 않으면 살아남을 수 없었고 현대인은 그저 움직이기 싫어하는 본능만 남았다는 점이다.

그래서 운동은 본능을 누르고 억지로 해야 한다. 잠을 못 자는 것만큼이나 운동을 시작하는 것이 힘들게 느껴질 수 있다. 게다가 최소 30분, 일주일에 3번 이상 꾸준히 운동해야 효과를 볼 수 있다는 국민적 건강상식도 부담을 준다. 잠 못 드는 사람은 그럴 시간이 없다. 규칙적으로 낼 수 있는 시간은 더더욱 없다. 늘 시간에 쫓기는 이들에게 30분 넘게 매일 운동하라는 것은 하지 말라는 것과 같다. 이에 비해 수면제를 삼키는 일은 얼마나 빠르고 간단한가.

그런데 신기할 정도로 널리 알려진 이 과학적 운동 상식에는 문제가 있다.

우선, 운동하려면 최소한 30분 이상의 시간을 따로 빼놓아야 한다고 부담을 준다. 세계에서 가장 바쁘게 사는 우리나라 사람들에게 단 10분도 남는 시간 따위는 없다. 그런 사람들에게 시작도 하기 전에 매일 30분 넘는 시간을 투자하라고 강요하는 셈이다. 그만두라는 말이나 다름없다.

둘째, 이 30분 운동 원칙은 운동시간이 30분이 넘어야 몸에서 지방을 에너지원으로 사용하기 시작한다는 신체 대사 원리를 근거로 한다. 체중조절에 관심이 높아지면서 널리 알려지게 되었다. 하지만 체중조절에도 30분 운동이 절대적인 원칙은 아니다. 잠시라도 운동을 하면 칼로리를 평소보다 더 많이 소모한다. 따라서 30분 이내 운동을 하면서 같은 양을 먹는다면 살 빠지는 데 도움이 된다. 꼭 운동하는 중에 지방을 태워야 살이 빠지는 것은 아니다. 하루 총 칼로리 소비량을 조금이라도 늘리는 운동이면 10분만 해도 도움이 된다. 60킬로그램인 사람이 아무것도 하지 않으면 10분에 10킬로칼로리가 소모되는데, 자전거를 10분 타면 100킬로칼로리를 소비한다. 90킬로칼로리만큼 더 쓰는 것인데 체중 감소에 왜 도움이 안 되겠는가? 30분 이상 운동해야 지방을 연소하기 시작한다는 것은 운동한 시간에 따라 효과가 다르다는 뻔한 명제일 뿐이다. 운동할 때와 안 할 때를 비교한 것은 아니다.

셋째, 운동 효과와 살 빼기는 동의어가 아니다. 운동시간 30분이 안 되면 지방을 태우지 않는다는 것이다. 운동으로 누릴 수 있는 혜택이 지방 제거에만 있는 것은 당연히 아니다.

잠 잘 자기 위한 운동시간은 3분이면 된다. 하기 싫은 운동을 30분 넘게 해야 하는 것이 부담스럽고, 도저히 시간이 안 나서 덜 바빠질 때까지 운동을 미루고 있는 사람이라면 이제 고민하지 말자. 운동시간 30분이 안 되어 지방은 못 태우더라도, 근육도 생기고 통증도 줄고 잠도 잘 올 테니 시간 되는 대로 하고 싶은 만큼만 운동을 시작하자. 일단 해보자. 퇴근 후 씻기 전에 속는 셈 치고 팔굽혀펴기 딱 10개만 해보자. 쓸데없이 30초나 낭비했다고 말하는 사람을, 나는 본 적이 없다.

그래도 얼마나 운동해야 충분한 효과를 얻을 수 있는지 궁금할 것이다. 연구결과를 종합해보면 하루 30분 이상, 중간 강도의 운동을 하면 그날 저녁 수면의 질이 달라진다는 것이다. 30분 원칙이 전 국민의 건강상식이 된 데는 다 이유가 있다. 하지만 여전히 잠 잘 자기 위한 운동은 3분으로 시작한다는 것을 기억하기 바란다. 30분 이상 해야 과학적으로 검증 가능한 효과가 나타난다는 것이지 그보다 짧게 한다고 효과가 전혀 없다는 뜻은 아니다. 무엇보다 시작이 어렵다. 하루 3분만 하겠다고 생각하고 부담 없이 아무 운동이나 시작해보자. 한번 시작하고 나면 일부러 30분을 목표로 할 필요가 없다는 걸 느끼게 될 것이다. 3분이나 30분이나 운동하기에 짧은 시간이다. 30분 안에 운동을 마치는 게 오히려 쉽지 않은 날이 올 것이다. 그러니 잘 자기 위해 반드시 해야 할 운동시간은 단 3분이다.

늦은 밤 운동은 수면에 해로울까,
그렇다면 새벽 운동은?

운동이 잠에 미치는 효과는 운동량보다 타이밍에 달려있다. 하루 중 언제 운동하는 것이 숙면을 취하는 데 가장 좋을까? 우선 피해야 할 시각이 있다. 잘 때 다 돼서 하는 운동은 당연히 잠을 쫓는다. 운동하면 몸에서 각성 호르몬인 엔도르핀이 나온다. 엔도르핀은 사람을 깨우는 뇌 활동을 하게 만든다. 게다가 운동은 심부체온을 끌어올린다. 심부체온에 따라 우리 몸은 잘 준비와 일어날 준비를 한다. 심부체온이 올라가는 것은 깨어나 움직이라는 신호다. 몸에 일어나라는 신호를 보내놓고 잠자리에 눕는다면 잠이 올 리 없다.

운동은 잠자리에 들기 1시간 30분 전엔 마치는 것이 좋다. 늦어도 잠자리에 들기 1시간 전까지는 운동을 끝내야 한다. 왜냐하면 엔도르핀이 자극한 뇌가 안정을 찾으려면 최소 1시간에서 1시간 30분이 필요하고, 운동 후 올라간 심부체온은 30분에서 1시간 30분이 지나야 떨어지기 시작하기 때문이다.

꼭두새벽이나 이른 아침은 잠을 잘 자려는 운동을 하기에 좋은 시간인가? 정답은 그렇다. 아침은 운동이 수면에 미치는 효과가 가장 큰 시간이다. 아침에 운동하면 오후, 특히 저녁 늦게 운동할 때보다 더 빨리 잠들며, 자다가 덜 깨고, 수면의 질도 높아진다. 이는 아침 운동이 부교감신경계(parasympathetic nervous system)의 활성화를 돕기 때문이다. 부교감신경계는 심박수와 소화 같은 무의식적인 기능을 조절한다. 부교감신경계 활성화는 심박수를 낮추고 동공을 수축시키는 등 몸을 더 편안한 상태로 만들어준다. 아침 일찍 운동하면 우리 몸이 흥분을 가라앉힐 시간을 충분히 가지고 부교감신경계를 제때 활성화할 수 있기 때문에 편안히 잠들 수 있다. 햇빛을 쬐어 생체시계를 맞춰주는 것도 아침 운동 효과가 높은 이유 중 하나다.

그렇다면 잘 자기 위한 운동은 꼭 아침에 해야만 할까? 아침 운동을 하려면 일찍 일어나야 한다. 특히 직장인들은 정말 꼭두새벽에 일어나야 한다. 출근 시간보다 훨씬 일찍 피곤한 몸을 일으켜 운동까지 해야 한다고? 그것도 추운 겨울에? 잠 못 이루는 것보다 더 괴로운 일일지도 모른다. 잠을 줄여야 새벽 운동이 가능한 사람도 많다. 잘 자려고 하는 운동인데 잠을 줄여야만 하는 아이러니에 봉착하는 것이다. 운동하려고 부족한 잠을 희생한다면 얻는 것보다 잃는 게 더 많을 수도 있다. 이는 불면증을 해결하는 데 전혀 도움이 되지 않는다. 그러니 아침에 운동할 수 있다면 좋겠지만 꼭 아침일 필요는 없다.

많은 사람들이 아침 운동을 싫어한다. 부족한 잠을 줄여야 하는 직장인과 육아에 지쳐 밤늦게야 잠을 청하고 새벽에 일어나 아이들을 챙겨야 하는 가정에서 아침 운동은 사실상 불가능하다. 그러니 아침 운동을 못 한다고 자책하거나 부담스러워하지 말자. 운동하기 가장 좋은 시간은 운동하기 가장 편한 시간이다. 아침 운동이 효과가 더 좋다는 것이지 다른 시간에 운동하면 나쁘다는 것이 아니다. 단지 잠자리에 들기 직전 너무 힘든 운동을 하는 것만 피하자. 하지만 그 시간에 그럴 힘이 남아 있는 분이라면 그마저도 신경 쓰지 말고 운동하시라.

어떤 운동을
하는 것이 좋을까

어렵게 운동을 시작하기로 했다. 전엔 몰랐는데 막상 마음먹고
보니 세상에 운동 종류가 셀 수 없이 많다. 선택지가 많은 것이
항상 좋은 것만은 아니다. 어떤 것을 골라야 후회가 없을까? 어
떤 운동이 제일 가성비가 좋을까?

유산소 운동 VS 무산소 운동

유산소와 무산소 운동 중 하나를 고르기도 쉽지 않다. 체중조절
을 위해서는 달리기와 수영 등 유산소 운동이, 근육이나 힘을 키
우기 위해서는 벤치프레스와 스쿼트 등 무산소 운동이 좋다는
말을 들어본 적이 있을 것이다. 잠에는 둘 중 어떤 종류가 더 좋
을까? 일단 유산소 운동이 건강을 위한 운동으로 더 적합하다는
것이 일반적인 인식이다. 근육이 커지고 힘이 세진다고 건강해

지는 것은 아니니까. 게다가 유산소 운동이 잠에 미치는 효과를 입증하는 연구결과도 많이 나와 있다.

이에 비해 웨이트 트레이닝(weight training)으로 대표되는 무산소 운동은 사실 좀 오해를 받고 있다. 덩치를 키우거나 힘을 키우는 데만 적합한 운동이라는 것이다. 따라서 잠에도 별 도움이 안 될 것처럼 보인다. 하지만 운동 전문가들은 유산소 운동과 마찬가지로 무산소 운동 또한 비슷한 효과를 누릴 수 있다고 말한다. 신진대사를 높여주고, 노폐물을 배출하고, 인체 시스템을 강화하고, 체지방과 내장지방을 없애주며, 통증을 줄여주는 등 다양한 효과가 있다. 많은 운동학 연구결과가 이를 뒷받침한다.

무산소 운동 또한 숙면에 도움을 준다. 최근 아이오와주립대학교의 안젤리크 브렐렌틴(Angelique Brellenthin) 교수 연구팀은 무산소 운동인 아령이나 역기 같은 저항성 운동(resistance exercise)이 에어로빅 같은 유산소 운동보다 더 효과가 크다는 연구결과를 발표했다. 특히 근력운동은 수면의 질 향상에 도움이 되는 것으로 나타났다. 연구결과에 따르면 근력운동 그룹은 다른 그룹보다 40분 더 깊은 잠을 잤다. 이들은 자다가 깨거나 방해받는 일이 줄어 수면 효율성이 향상되었다. 근력운동을 하면서 파열된 미세 근육 조직이 잠을 통해 회복하기 위해 뇌에 더 강한 신호를 보내기 때문에 밤에 더 깊이 잘 수 있었다고 한다. 또한 근력운동은 근육 세포의 성장을 자극하는 테스토스테론(testosteron)과 성장호르몬 수치를 높이는데, 이들은 잠과 밀접한 관계가 있는 호르몬이다.

나 또한 무산소 운동을 하는 날마다 수면의 질 차이를 경험한다. 퇴근 후 체육관에서 벤치프레스, 턱걸이 같은 근력운동을 30분 정도만 해주면 그날 저녁 잠의 질이 확연하게 달라진 것을 느낄 수 있다.

지금까지의 연구결과만 가지고 유산소와 무산소 중 어떤 운동이 수면에 더 도움이 되는지 결론을 내리긴 어렵다. 각각의 효과를 따로 연구한 결과는 많지만 두 운동의 효과를 비교한 연구결과가 충분하지 않기 때문이다. 또한 유산소, 무산소 운동 효과의 크기는 개인과 운동 특성, 다양한 환경적 요소 등이 영향을 미치기 때문에 어느 한쪽이 항상 효과가 높다고 단정할 수 없다.

너무 골치 아파하지 말자. 중요한 사실은 유산소와 무산소 운동이 모두 잘 자는 데 확실하게 도움이 된다는 것이다. 어떤 운동을 하든 운동을 안 하는 것보다 월등히 수면에 도움이 된다는 사실은 변함없다. 유산소와 무산소 운동 중 어떤 것을 택할지 망설이고 있는가? 자신이 더 좋아하고 하기 쉬운 것으로, 오늘 당장 시작하자. 오늘 밤 바로 만족스러운 효과를 기대해도 좋다.

얼마나 힘든 운동을 해야 할까?

효과만 보장된다면 누구나 편하게 운동하고 싶을 것이다. 운동 강도가 높아질수록 힘이 드니까. 도대체 어느 정도 강도가 되어야 비로소 수면에 도움이 될까? 반대로 수면에 방해가 될 정도로 지나치게 높은 운동 강도도 있다. 숙면에 가장 도움이 되는 운동 강도가 궁금하다.

우선 가벼운 운동이라도 수면에 도움이 된다. 연구결과(Suppiah, 2015)에 따르면 볼링과 사격 같은 저강도 운동도 잠을 잘 자는 데 도움을 준다고 한다. 실험 참가자 모두 잠드는 데 걸리는 시간이 줄었고, 깊은 잠에 빠져 있는 시간은 늘어났다. 너무 힘든 운동을 억지로 해야 하는 것은 아니니 안심해도 좋다. 게다가 운동 강도가 올라갈수록 수면에 미치는 효과가 비례해서 커지는 것도 아니었다. 오히려 지나치게 강도 높은 운동은 정신적 스트레스를 동반하고 부상 위험을 높이기 때문에 수면에 도움이 안 된다. 특히 잠자리에 들기 전 2시간 이내에 숨이 차고 격렬한 고강도 운동을 하는 것은 수면을 방해한다. 고강도 운동을 하게 되면 심박수가 증가하고 체온이 올라가기 때문이다. 체온이 오르고 몸에 혈류량이 늘어나는 등 신체가 활성화되면 몸이 각성상태로 들어가 잠이 오지 않게 된다. 그러니 인터벌 트레이닝(interval training)이나 축구 같은 고강도 운동을 하고 싶다면, 퇴근 후 바로 하거나 주말 낮에 하는 것이 좋다.

일단 운동을 시작한 뒤 더욱 높은 효과를 거두고 싶다면 자신의 상황이나 목적을 고려해 강도를 적절히 조절하면 된다. 수면을 개선하려면 중강도 운동(최대 운동능력의 50~80퍼센트)을 권한다. 함께 운동하는 사람과 편하게 대화를 나눌 수 있을 정도(50퍼센트)에서 숨이 차 말하기 불편할 정도(80퍼센트)의 세기라고 생각하면 된다. 수면과 건강을 위해 운동을 시작하는 사람들은 중강도 운동을 선택하는 것이 무난하다. 또한 수면장애가 있는 경우에도 중강도 운동이 고강도보다 효과적이라는 연구결과가 있다(김동현과 이재홍, 2014).

수면장애가 없고 어느 정도 운동에 익숙한 사람은 인터벌 트레이닝 같은 좀 더 강도 높은 운동에 도전해보는 것도 좋다. 2021년 에마뉘엘 프림퐁(Emmanuel Frimpong) 박사 연구팀에 따르면, 수면장애가 없는 건강한 성인의 경우에는 고강도 운동이 수면에 미치는 효과가 큰 것으로 나타났다. 특히 온종일 거의 움직이지 않는 일을 하는 사람은 저녁에 고강도 운동을 했을 때 한 번만 해도 뚜렷한 효과를 볼 수 있다는 것이다. 다만 개인차는 있다. 예를 들어 아침형인 사람이 저녁에 고강도 운동을 한다면 오히려 수면에 방해가 될 수 있다.

수면에 좋은
나만의 운동 루틴 만들기

~~~~~~~~

어떤 운동이 좋을지 아직 마음을 정하지 못했다면 다음 운동을 추천한다.

시간대별

아침 | 수영

수영은 지구력과 근력, 유연성을 높여주고 심혈관이나 폐, 기관지, 관절을 건강하게 만들어준다. 체중관리에도 매우 효과적이다. 또한 심장병, 뇌졸중, 제2형당뇨병 등 각종 질병을 예방하는 데 도움이 된다. 수면의 질을 개선하는 데도 매우 좋다. 수영은 운동한 뒤 출근하기에 좋은 운동이다. 운동한 뒤 아침 샤워를 해결할 수 있으니 일거양득이다. 물에 들어가는 행동은 우리 몸을 깨워주고, 아침이라 조금 굳어 있는 관절에도 무리가 덜 가서 좋다. 가볍게 운동한 뒤 씻고 출근하면 상쾌한 기분으로 하루를 시작할 수 있다. 운동량이 적지 않은 전신 운동이기 때문에 적당한 피로감과 함께 밤이 되면 기분 좋은 졸음이 찾아올 것이다.

점심 | 파워워킹

파워워킹은 말 그대로 힘차게 걷기다. 평소보다 조금 빠르게, 팔을 크게 흔들면서 걸으면 된다. 파워워킹은 걷기와 달리기의 장점을 합쳐 놓은 운동이다. 다른 중강도 이상의 운동과 비슷한 효과를 보려면 일반 걷기로는 최소한 1~2시간 정도를 걸어야 한다. 평일에 이런 시간을 낼 수 있는 사람은 많지 않다. 이에 비해 파워워킹은 시간당 운동 효과가 달리기 못지않다. 걷기보다 훨씬 짧은 시간에 체중감량과 함께 근력 및 관절 건강, 심폐기능 등을 고루 향상시킬 수 있다. 또한 파워워킹은 일반 걷기와 마찬가지로 누구나 쉽게 할 수 있고 몸에 부담을 주지 않는다. 파워워킹은 언제 어디서나 시간 날 때 할 수 있다. 옷을 갈아입어야 하는 번거로움도 없다. 점심 전후에 식당에 다녀오면서 산책 겸 30분 정도 힘차게 걸으면 딱 좋다. 낮에 어디든 가야 할 곳이 있다면 힘차게 걸어 다녀오면 된다. 팔을 힘차게 흔드는 것이 조금 부끄럽다면 그냥 빠르게 걸어도 좋다. 바깥에서 햇빛을 쬘 수 있어 우리 몸에 잘 때를 알려주는 생체시계도 저절로 맞춰진다. 잘 자기 위해 낮에 할 수 있는 맞춤 운동이다.

파워 워킹

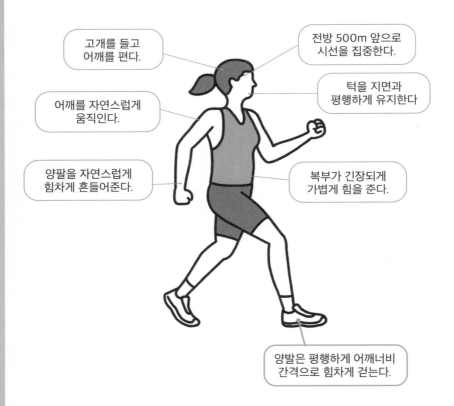

고개를 들고
어깨를 편다.

전방 500m 앞으로
시선을 집중한다.

어깨를 자연스럽게
움직인다.

턱을 지면과
평행하게 유지한다

양팔을 자연스럽게
힘차게 흔들어준다.

복부가 긴장되게
가볍게 힘을 준다.

양발은 평행하게 어깨너비
간격으로 힘차게 걷는다.

저녁 | 웨이트 트레이닝

그동안 건강하려면 달리기나 자전거 타기 등 유산소 운동이 좋다는 인식이 높았다. 잘 자기 위한 운동도 마찬가지였다. 하지만 요즘에는 무산소 운동인 웨이트 트레이닝을 하는 사람이 늘고 있다. 연구결과도 이런 변화를 뒷받침한다. 웨이트 트레이닝은 기초체력 향상 및 근력, 근지구력을 강화시켜줄 뿐 아니라 심폐지구력 강화에도 도움을 준다. 또 유연성을 높이고 신체교정이나 체형관리를 하는 데도 효과적이다. 근육량이 늘면서 신체대사율도 증가하기 때문에 체지방 사용량이 많아져 체중관리에도 좋다. 말 그대로 바디빌딩(Bodybuilding), 몸을 만들어주는 것이니 건강을 위한 핵심 기초 운동이라고 할 수 있다.

심박수가 올라가면 다시 떨어질 때까지 몸이 잘 준비를 하지 못한다. 자야 할 시간이 가까워질수록 심박수가 올라가지 않는 운동이 더 좋은 이유다. 운동을 하면서 심박수가 올라가지 않게 막을 수는 없다. 그래도 유산소 운동과 비교하면 무산소 운동이 심박수가 덜 올라가니 저녁에 하기에 더 낫다고 할 수 있다. 운동 여건이 더 좋기도 하다. 퇴근 후 직장이나 집에서 가까운 헬스장을 쉽게 찾을 수 있다. 비용도 저렴한 곳이 많다. 체육관에 갈 수 없다면 집에서는 물론 직장에서도 도구 없이 맨손으로 얼마든지 할 수 있다. 시작하기도 쉽고 배우는 것도 어렵지 않다. 혼자 할 수도 있고 친구와 함께 이야기를 나누면서 하기도 좋다.

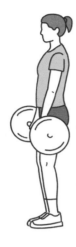
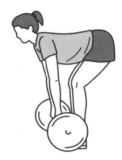

데드리프트(Deadlift)

① 양발을 어깨너비만큼 벌리고 오버그립으로 바벨을 잡아 들어올린다.

② 시선을 앞쪽에 두고 가슴을 내밀어 등이 굽지 않도록 한다.

③ 바벨을 정강이까지 내리고 상체 각도와 시선은 45도를 유지한다.

④ 무릎과 허리의 힘을 이용하여 상체를 일으킨다.

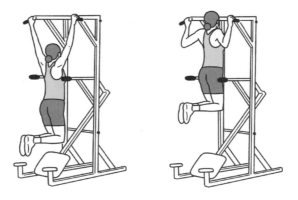

턱걸이(Pull-up)

① 어깨너비보다 넓게 손잡이를 잡고 매달린다.

② 몸을 살짝 뒤로 젖히면서 가슴 윗부분이 바에 닿을 정도로 상체를 끌어올린다.

③ 광배근이 긴장되는 것을 느끼면서 천천히 시작 자세로 돌아온다.

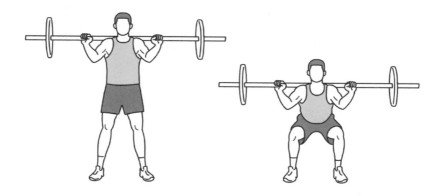

바벨 스쿼트(Barbell Squat)

① 선 자세에서 어깨너비보다 넓게 바벨을 잡고 바벨을 들어 머리 뒤의 승모근에 위치시킨다.

② 허리를 바른 상태로 유지하고 엉덩이를 긴장시키면서 무릎을 구부려 서서히 앉는다.

③ 이때 무릎이 발끝보다 앞으로 나오지 않도록 하면서 허벅지와 수평이 될 때까지 앉는다.

④ 발뒤꿈치로 민다는 느낌으로 허벅지에 힘을 주면서 일어선다.

웨이트 트레이닝 중에서도 몇 가지를 추천한다면, 체육관에서 운동하는 것을 기준으로 데드리프트, 턱걸이, 스쿼트 세 가지만 해도 좋다. 모두 시간 대비 효과 만점인 전신 운동이다. 이 세 가지 운동을 2~3세트씩 30분만 하면 하루 운동은 그걸로 충분하다.

집에서 하는 맨손 운동으로는 플랭크, 팔굽혀펴기, 런지 3종 세트를 권한다. 세 가지 모두 건강을 위한 것은 물론 상급자 트레이닝 목적으로도 손색이 없다. 샤워하기 전 눈 질끈 감고 바닥에 그대로 엎드려 플랭크 자세를 취해보자. 멈출 수 없을 것이다. 그대로 1분만 버티자. 내친김에 팔굽혀펴기도 좀 하고 런지로 마무리하는 데 30분도 안 걸린다. 이제 욕실 거울에 몸을 비춰보며 세상에서 제일 기분 좋은 샤워를 만끽할 수 있다. 잠도 솔솔 잘 올 것이다.

잠자기 전 | 스트레칭

진짜 눈코 뜰 새 없이 바쁜데 어찌 운동할 시간이라고 따로 있겠는가? 우선 매일 이렇게 사는 분이 많지 않길 바란다. 하지만 누구나 이런 날이 있게 마련이고, 숨 쉴 틈 없이 지나가는 하루가 반복되는 사람도 제법 많을 것이다. 너무 정신없이 하루를 보내고 나면 신경이 곤두서서 집에 가서 침대에 누워도 바로 잠이 오지 않는다. 잘 수 있는 시간이 얼마 없다고 생각하면 더욱 초조해져서 좀처럼 잠들지 못하고 뒤척이게 마련이다. 이렇게 쓰러지기 직전까지 시달리던 사람에게 잠이라도 잘 자게 하려고 내리

집에서 하는 맨손 운동 추천 3

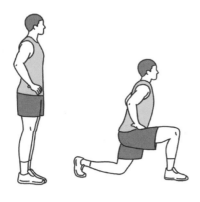

런지(Lunge)
① 한 발을 앞으로 한 걸음 정도 벌려 내 밀고 왼발의 뒤꿈치를 세운다.
② 내민 무릎을 90도로 구부리고 반대 무 릎은 바닥에 닿는 느낌으로 몸을 내린다.
③ 하체의 힘을 이용하여 시작 자세로 돌아가고 반대쪽 다리도 같은 방법으로 실시한다.

플랭크(Plank)
① 팔굽혀펴기 기본 자세에서 손 대신 팔 꿈치를 구부려 체중을 싣는다.
② 이때 몸과 다리는 일자 상태를 유지하 고 팔꿈치와 어깨는 수직을 유지한다.
③ 고개를 숙이거나 몸에 굴곡이 생기지 않도록 유의하고 복근에 긴장을 주고 자세를 유지한다.

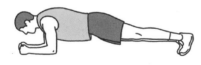

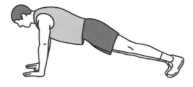
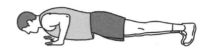

팔굽혀펴기(Push-up)
① 양팔을 어깨너비보다 넓게 벌려 엎드린다.
② 엉덩이가 바닥에 닿거나 몸통 위로 올라오지 않도록 몸을 일직선으로 세운다.
③ 팔꿈치를 구부려 가슴과 바닥에 주먹이 하나 들어갈 정도까지 몸을 내린다.
④ 가슴 근육에 힘을 주면서 양손으로 지면을 밀어 올린다.

는 최후의 처방이 바로 스트레칭이다. 기대보다 뛰어난 효과에 놀랄 것이다.

잠들려면 우리 몸이 '각성' 상태에서 '휴식' 또는 '취침대기' 상태로 전환되어야 한다. TV라면 리모컨으로 전원을 꺼버리면 그만일 텐데 사람이라 잠들 준비시간이 필요하다. 사람 몸은 스위치로 순식간에 껐다 켰다 할 수는 없지만, 가벼운 스트레칭으로 뇌에 잘 때가 되었다고 알리고 우리 몸이 보다 빠르게 잠들 준비를 하도록 도울 수는 있다.

스트레칭은 다양한 운동 효과가 있지만 특히 잠자기 직전에 쉽게 잠이 들게 도와준다. 자기 전에 스트레칭을 하면 몸과 마음의 긴장을 덜어낼 수 있다. 또한 근육이 풀리고 혈액순환이 원활해지며 몸 전체의 균형을 잡는 데 도움이 된다. 통증은 주로 밤에 찾아오는데, 스트레칭으로 각종 통증도 다스릴 수 있다. 게다가 스트레칭은 오래 할 필요도 없다. 운동할 때 준비 운동이나 마무리 운동처럼 간단하게 단 10분만 해도 충분하다.

스트레칭이라고 하면 아픈 걸 참고 근육을 억지로 이완시킬 때 나는 신음소리부터 떠오를지도 모르겠다. 이런 스트레칭은 생각만으로도 부담스럽다. 하지만 걱정마시라. 잘 자기 위해 필요한 것은 고강도 스트레칭이 아니다. 한계를 시험하며 고통을 참는 스트레칭과는 목적부터 다르다. 적당히 근육과 관절이 늘어났다는 느낌만 오면 된다. 자기 전 스트레칭 동작으로는 누구나 쉽게 따라할 수 있는 고양이와 소 자세, 바늘에 실 꿰기 자세,

취침 전 가벼운 스트레칭

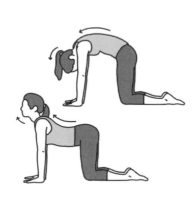

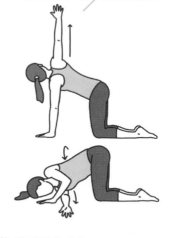

고양이와 소 자세(Cat & Cow)

그림과 같이 지면으로부터 팔과 어깨, 무릎과 골반이 수직이 되도록 만든다. 숨을 들이마실 때는 배를 지면으로 내밀어주면서 동시에 머리는 하늘로, 가슴은 정면으로 내민다. 숨을 내뱉을 때는 반대로 턱을 가슴 쪽으로 당기면서 동시에 허리를 둥글게 말아올린다.

바늘에 실 꿰기 자세(Thread the Needle)

지면으로부터 팔과 어깨, 무릎과 골반이 수직이 되도록 만든다. 숨을 들이마실 때는 오른팔을 하늘로 뻗었다가 내리면서 어깨가 지면에 기대어 팔이 가슴 아래로 위치하도록 한다. 다섯을 세며 숨을 참았다가 숨을 내뱉고, 반대쪽도 같은 동작을 반복한다.

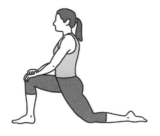
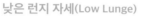

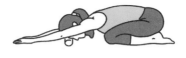

낮은 런지 자세(Low Lunge)

오른발이 양팔 사이에 오도록 한 걸음 뻗고, 왼쪽 무릎은 몸 뒤쪽 바닥에 닿도록 그림과 같은 자세를 취한다. 오른발을 축으로 두 손을 무릎 위에 놓고 5~10회 정도 호흡한다. 호흡이 끝나면 다리를 바꿔서 실시한다.

아기 자세(Child's Pose)

발등이 바닥에 닿고 엉덩이가 발뒤꿈치에 오도록 무릎을 꿇는다. 이때 엄지발가락은 서로 맞닿게 하고 무릎은 가능한 정도로 벌린다. 가슴을 허벅지 사이에 내려놓으며 정면을 향해 서서히 팔을 쭉 뻗는다. 이마가 편하게 바닥에 닿도록 한다.

낮은 런지 자세, 그리고 아기 자세를 추천한다. 전문가처럼 정확한 자세를 취할 필요도 없다. 그냥 편하게 할 수 있는 만큼 하는 것이 가장 좋다.

직업별 추천 운동

전업주부

육아와 가사를 전담하는 전업주부들은 엄청 바쁘다. 일, 가정 양립을 추구한다지만 현실적으로 쉽지 않아 전업주부들은 늘 할일이 많고 자신을 돌볼 시간은 부족하다. 최근에는 남성 전업주부들도 늘어나는 추세다. 등산은 이런 전업주부들이 신체 건강, 정신 건강과 더불어 사회적 건강까지 모두 얻을 수 있는 훌륭한 운동이다. 일단 다이어트에 최고다. 중강도로 1시간 정도 등산하면 무려 600킬로칼로리의 에너지가 사용된다. 2시간 정도 걸리는 쉬운 산행 한 번이면 하루 권장 섭취열량(여성 2000킬로칼로리)에서 하루 평균 기초대사량(여성 1300킬로칼로리)을 뺀 700킬로칼로리보다 500킬로칼로리 더 많은 에너지를 소비하는 것이다. 즉 500킬로칼로리(쌀밥 2그릇)만큼 마음껏 더 먹거나 0.5킬로그램 정도 살을 뺄 수 있다. 오르기 쉬운 산을 한 번 오르는 것으로 말이다. 등산은 유산소와 무산소 운동이 동시에 가능한 복합운동이다. 산을 오르다 보면 자연스럽게 종아리와 허벅지 근력이 붙고 심폐기능도 좋아진다. 종아리는 제2의 심장이라고 불릴 만큼 우리 몸혈액순환에 중요한 역할을 한다. 산에선 나무가 뿜어내는 피톤

치드 성분과 산소포화도가 높은 맑은 공기를 마실 수 있어 폐는 물론 몸 안이 깨끗해진다. 우리에게 필요한 신체건강 효과 중 빠지는 것이 없을 정도다.

해도 해도 그대로인 가사노동을 반복해야만 하는 것은 답답하고 스트레스받는 일이다. 그것도 매일 똑같은 공간에서 말이다. 게다가 주말이나 연휴 등 가족들이 편히 쉴 때도 일해야 하는 전업주부들은 쉴 자유도, 스트레스를 풀 여유도 없는 경우가 많다. 이들에게 등산은 매우 훌륭한 정신 건강 운동이다. 초록 숲과 자연, 맑고 푸른 하늘, 탁 트인 전경을 보는 것은 눈과 마음을 맑게 해준다. 또한 새 소리, 낙엽 밟는 소리, 바람 소리는 귀를 정화하고 속세의 근심을 씻어버릴 수 있게 도와준다. 등산은 도전과 성취의 장이기도 하다. 힘든 걸 참고 정상에 오르면 짜릿하고 뿌듯한 성취감을 맛볼 수 있다. 정신의 건강과 행복한 삶을 위해 없어서는 안 되는 것이 성취감이다. 등산은 전업주부들의 단조로운 일상에서 좀처럼 찾기 어려운 성취 기회를 준다.

또 등산은 함께하기 가장 좋은 운동이다. 같이 운동을 즐기는 데 성별이나 나이, 운동 수준의 차이가 미치는 영향이 가장 적은 운동이기 때문이다. 체력에 따라 조금 더 힘들고 덜 힘들 수는 있겠지만 누구나 충분한 운동량과 효과를 얻을 수 있다. 주말에 가족과 무얼 할지 고민된다면 등산이 가장 건강한 선택이다. 배우자와 아들, 딸, 집안 어른 누구와도 함께 즐길 수 있다. 친구들과 어울릴 곳을 찾을 때도 등산만 한 게 없다. 즐겁게 대화를 나누면서 할 수 있는 운동은 많지 않다. 동네 주민 모임, 학부모회, 취미 동호회 등 공동체 활동으로도 권할 만하다. 가족을 우선하느라 인간관계가 좁아지기 쉬운 이들은 등산으로 사회적 건강까지 챙길 수 있다.

이 모든 혜택과 더불어 등산은 풍부한 사례와 연구결과를 통해 입증된 잠 잘 자는 보약이다.

직장인

운동이 건강과 수면에 모두 좋다는 걸 알지만 꾸준히 운동하는 직장인은 많지 않다. 너무 바쁘기 때문이다. 우리나라 직장인들이 시간이 없어 운동 못 한다는 것은 핑계가 아니다. 흔히 권장하는 1주일에 1시간씩 3번 같은 '특별한 시간'은 만들래야 만들 수가 없다. 어쩌다 한 주 가능했다고 해도 지속해서 이런 시간을 내는 것은 불가능에 가깝다. 운동할 필요를 못 느낀다거나 게을러서가 아니니 자책하지 마시라. 다행히 방법이 없는 것은 아니다. 덩어리 시간을 따로 뺄 수 없는 직장인들은 틈틈이 운동법으로 수면을 돕고 건강을 지킬 수 있다.

운동은 반드시 한 번에 길게 해야 효과가 있는 것은 아니다. 틈날 때마다 조금씩 나눠서 해도 여전히 건강에 도움이 된다. 웨이트 트레이닝을 반드시 30분 동안 10세트 이상 할 필요는 없다. 화장실 가기 전에 팔굽혀펴기 한 번, 점심 먹고 책상에 앉기 전에 팔운동 한 번, 오후에 나른할 때 발뒤꿈치 들기 한 번으로도 효과를 볼 수 있다. 집에 돌아가서 샤워하기 전에 앞서 소개한 홈트레이닝을 가볍게 더해준다면 몸짱도 될 수 있다. 다소 정신 사납게 느껴지기도 한다. 남들 시선도 신경 쓰일 것이다. 하지만 처음이 어려운 법. 한번 해보면 중독성 있는 '틈틈이 운동법'을 소개한다.

직장인이 할 수 있는 틈틈이 운동법

- 기상 스트레칭
- 출근할 때 파워워킹
- 지하철이나 버스 기다릴 때 발뒤꿈치 들기
- 회사 계단 오르기
- 점심 식당 오갈 때 파워워킹
- 화장실 가기 전후 팔굽혀펴기
- 오후에 나른할 때 아령 운동
- 퇴근할 때 한두 정거장 미리 내려 파워워킹
- 아파트 엘리베이터 대신 계단 오르기
- 샤워 전 윗몸일으키기

자영업자

코로나 시대에 가장 고통받는 직업군을 꼽으라면 단연 자영업일 것이다. 코로나 대응을 위한 각종 규제와 방역수칙 준수 책임을 자영업자들이 모두 떠안고 있었다고 해도 과언이 아니다. 무엇보다 힘든 것은 생존의 위협이다. 영업 제한과 수요 감소로 매출

이 급감한 소상공인들은 언제 생업을 접게 될지 몰라 불안한 하루하루를 보냈다. 더불어 잠 못 이루는 밤도 늘어났다.

요가는 스트레스로 잠 못 이루는 사람들에게 가장 좋은 운동으로 꼽힌다. 요가는 유연성과 근력 향상 등 신체 건강만이 아니라 마음의 휴식을 통해 정신 건강과 행복을 추구하는 운동이다. 요가를 하면 숙면뿐만 아니라 다양한 건강 혜택을 누릴 수 있다.

요가의 건강 효과

- 스트레스 해소와 우울감 극복
- 집중력 향상
- 목, 허리, 무릎 통증 완화
- 유연성 증진
- 전신 근력 강화
- 균형감각 향상과 자세 교정
- 혈액순환 개선
- 체중관리
- 신체 에너지와 활력 생성
- 소화기능 회복

요가는 결과가 훌륭할 뿐만 아니라 운동으로서의 장점이 많다. 첫째, 요가는 잘하고 못하고의 개념이 없다. 기술이 부족하다고, 실력이 잘 안 는다고 걱정할 필요가 없는 것이다. 다른 사람과 비교하며 자신감을 잃고 함께하는 데 부담을 느낄 이유도 없다. 초보든 고수든 자신만의 운동과 수양을 하면 된다. 둘째, 요가는 남녀노소 누구나 쉽게 시작하고 배울 수 있다. 셋째, 요가는 시간과 장소의 제약을 크게 받지 않는다. 아무 때나, 딱 내 몸이 들어갈 수 있는 공간만 있으면 된다. 넷째, 돈이 많이 들지 않는다. 요가 매트 하나와 체육복 하나면 충분하다. 가성비 좋은 운동이다.

학생

초, 중, 고, 대학 할 것 없이 우리나라에서 학생은 극한 직업이다. 쉴 틈이 없고 잠이 부족하여 항상 지쳐 있다. 피로감에 절어 지내다 보니 운동은 부담스러워 피하기 일쑤다. 운동하면 더 힘들고 피곤해진다고 생각하기 때문이다. 운동은 우리 몸을 지쳐 늘어지게 만드는 것이 아니라 피로가 덜 쌓이고 빨리 풀릴 수 있게 도와준다. 적당한 운동은 혈액순환을 원활하게 함으로써 몸의 노폐물을 빠르게 처리할 뿐만 아니라 근육에 충분한 산소와 영양분을 공급해 근육통을 줄여주고 피로도 빨리 회복시켜준다. 또한 운동을 하면 행복 호르몬이라 불리는 엔도르핀 같은 호르몬이 뿜어져 나온다. 기분이 상쾌해지고 몸에 기운이 난다. 이 같은 효과가 10시간 이상, 즉 잘 때까지 간다. 장기적으로는 근육과 심폐기능 강화 등 모든 신체 능력이 좋아지기 때문에 피로에 강한 몸을 만들 수 있다. 따라서 피로를 줄이려면 운동을 피할 것이 아니라 일부러 시간을 내서 해야 한다.

학생들은 잘 시간이 부족하기 때문에 더욱 운동을 해야 한다. 시간이 없어서 잠을 줄이는데 운동까지 하라니 무슨 소린가 할 것이다. 아마 운동할 시간에 잠을 더 자는 게 낫다고 생각할 것이다. 입시와 취업준비를 하는 우리나라 학생들에게 수면이든 운동이든 시간을 내서 하라는 건 불가능한 일이 되어버렸다. 현실적으로 수면의 양을 늘릴 순 없지만 수면의 질을 높이는 건 가능하다. 운동하면 된다. 운동하면 더 빨리 잠들고, 중간에 깨지 않고 깊게 잘 수 있다. 전 세계 학교에서 의무로 체육수업을 하는데는 다 그럴 만한 이유가 있다. 하지만 고작 일주일에 2~3시간에 그치는 체육 시간만으로는 부족하다. 강도도 약하다. 혈기 왕성한 학생들에겐 고강도 운동이 필요하다. 짧고 굵게 할 수 있는 축구와 농구 같은 운동 말이다.

축구와 농구는 시간 대비 운동량이 아주 많은 고강도 운동이다. 항상 시간에 쫓기며 사는 학생들에게 가성비가 매우 좋은 운동이라 할 수 있다. 특히 성장하는 학생들은 몸에 약간 무리가 된다 싶을 정도로 도전적인 신체활동이 필요하다. 우리 몸은 단련할수록 강해지는 초능력을 가지고 있다. 강도를 높일수록 우리 몸은 이에 맞춰 적응한다. 근력, 심폐능력, 면역력 등 모든 신체 능력이 어려운 일을 해낼 수 있도록 점점 더 강해지는 것이다. 이같은 신체 적응력은 당연히 10~20대 때 가장 뛰어나다. 이 시기는 힘든 일을 극복할 수 있는 신체 능력을 키울 절호의 기회다.

학창 시절은 단체 구기 운동을 쉽게 할 수 있는 마지막 시기이다. 학교를 벗어나면 축구나 농구를 함께할 사람들을 찾는 것부터가 일이다. 학생 땐 함께 공부하던 친구들과 짬 날 때 공 들고 골대를 찾아가면 그뿐이다. 시설이나 장비 구하기도 쉽고 돈도 거의 안 들며 친구들과 더 친해질 수 있다는 것도 큰 장점이다. 풋살이나 3대3 농구는 일반 농구보다 공간 제약도 적고 더 쉽게 즐길 수 있어 최근 인기가 높다. TV 프로그램 〈골 때리는 그녀들〉에서 생애 처음 축구를 하는 출연자들도 잘만 하는데 혈기 왕성한 학생들이 못할 리 없다.

운동을 많이 하는 운동선수들은
왜 수면부족에 시달릴까

～～～

운동선수와 수면부족

세상 부러울 것이 없어 보이는 성공한 NBA(National Basketball Association, 미국 프로 농구) 선수들이 간절히 바라지만 도저히 해낼 수 없는 일이 있다고 한다. 바로 충분한 수면이다. 포틀랜드 트레일 블레이저스(Portland Trail Blazers) 주전 센터 하산 화이트사이드(Hasan Whiteside)는 "절대 불가능하다."고 말했다. 운동처방 전문가 티모시 로이어(Timothy Royer)의 최근 10년간 조사결과에 따르면, 많은 NBA 선수들이 심각한 수준의 수면결핍을 겪고 있다고 한다. 시즌 중에는 하루 평균 5시간 내외로 자는 것이 일반적이고 3~4시간밖에 못 자는 선수도 상당하다는 것이다. 수면 전문가 찰스 차이슬러(Charleds Czeisler) 박사가 NBA 선수에게 권장하는 8~10시간 수면에 턱없이 부족한 양이다.

이와 같은 수면결핍은 NBA 선수들에게 어떤 영향을 미칠까? 스포츠의학 연구결과를 종합해보면, 일반적으로 수면부족은 집중력 감퇴, 눈과 손 협응력 저하, 근력 감소 등 운동능력과 경기력 전반에 걸쳐 악영향을 미친다. 수면이 부족하면 부상 위험 또한 커진다. 수면부족은 운동선수의 근육증강과 피로회복을 좌우하는 테스토스테론 호르몬을 10년 노화와 맞먹을 정도로 심각하게 감소시킨다. 테스토스테론 감소는 또 다시 경기 중 부상 발생 위험을 높인다고 하니 정말 큰 문제가 아닐 수 없다.

이렇게 수면의 양과 질이 모두 경기력과 밀접한 관계가 있다. 브라질 운동선수 576명을 대상으로 한 연구결과에 따르면 수면의 질은 승패를 가르는 결정적 요인이다. 시합 중 긴장이나 분노 같은 심리적인 변인이 미치는 영향과는 별도로 수면의 질은 승패를 좌우했다. 잠은 정확성과 반응시간, 지구력과 무산소 운동능력, 단거리 달리기와 최대 근력, 운동 학습 및 수행 기능 등 경기력과 승패에 중요한 모든 능력에 영향을 준다.

그렇다면 도대체 NBA 선수들은 왜 잠을 잘 못 잘까? 우선 그들도 '밤문화'의 유혹을 뿌리치기 어려울 것이다. 하지만 이 문제는 리그 차원의 제도 마련과 팀들의 체계적 선수관리로 많이 줄었다고 한다. 오히려 근본적인 문제는, 밤늦은 경기시각과 야간 이동 등으로 인한 낮밤이 바뀐 생활, 숙면을 방해하는 습관(예를 들면, 경기 후 취침 전 휴대전화나 전자기기 사용)과 자주 바뀌는 잠자리 환경, 시차가 다른 지역을 반년 동안 40회 넘게 오가야 하는 일정, 격렬한 농구를 6개월 넘게 하는 데 따르는 과도한 신체 부담, 그리고 세계 최고 수준의 선수들이 벌이는 치열한 경쟁에서 오는 극심한 정신적 스트레스 등이라고 한다. 모두 하나만 있어도 잠 못 잘 만한 문제다.

사실 수면결핍은 NBA 선수들만의 문제가 아니다. NBA 선수들의 수면부족 원인은 잘 살펴보면 많은 우리나라 직장인들이 가지고 있는 문제점과 유사한 것을 알 수 있다. 수면결핍이 직무 수행과 건강에 심각한 영향을 끼치는 것도 마찬가지다. 일반인들이 NBA 선수들처럼 큰돈 들여 전문 치료를 받기도 마땅치 않으니, 노벨의학상 수상자 엘리자베스 블랙번(Elizabeth Blackburn)이 추천한 누구나 할 수 있는 아주 간단한 것부터 시작해보면 어떨까? 일이 끝나고 집에 가면 휴대전화를 꺼 던져놓는 것이다. 그러면 수면의 질이 크게 좋아진다고 한다. 정말 쉽지 않은가?

운동선수의 수면장애와 원인

잘 자는 것은 경기력 향상을 위해 매우 중요하다. 하지만 대부분의 운동선수에게 충분히 자는 것은 쉬운 일이 아니다. 고된 훈련에 지쳐 쓰러져 세상모르게 잘 것 같은데 말이다. 엘리트 운동선수 800명을 조사한 한 연구에 따르면 80퍼센트가 권장 수면시간(8시간)을 채우지 못하며, 이 중 11퍼센트는 6시간도 못 잔다고 답했다. 게다가 자주 깨고 깊이 잠들지 못하는 등 수면의 질도 좋지 않은 것으로 나타났다(Watson, 2019). 불면증, 일주기 리듬 조절장애, 수면 무호흡 등 수면장애가 일반인보다 더 흔하다. 누구보다 건강할 것 같은 이들이 수면에 어려움을 겪는 이유는 무엇일까? 일단 운동 부족은 아닐 것이다.

첫째, 지나친 훈련과 부상 때문이다.

엘리트 운동선수는 최고의 기량을 발휘하는 것이 목표이기 때문에 할 수 있는 최대량과 강도의 운동을 참고 견딘다. 항상 최대치까지 몰아붙이다 보니 몸이 버틸 수 있는 한계를 넘는 일이 잦다. 지나친 훈련이 반복되면 저녁에 쉬려고 해도 다리가 몹시 무겁고, 몸이 어딘지 모르게 불편하며, 잠이 잘 오지 않는 등 수면장애가 생기기 쉽다. 여기에 크고 작은 부상까지 더해지면 잠 잘 자긴 더욱 어려워진다. 엘리트 선수가 일반인보다 아픈 곳이 많다는 것은 놀랍지 않다. 나도 농구를 열심히 하던 시절, 발목을 심하게 삐면 통증으로 밤새 한숨도 못 잤던 기억이 난다. 살면서 가장 괴롭고 긴 밤들이었다. 격투기나 미식축구 같은 격렬한 몸싸움을 하는 선수들은 뇌 손상으로 불면증이 생기기도 한다.

둘째, 과도한 체중조절이 문제다.

공통점이라고는 없어 보이는 피겨 스케이팅과 레슬링 모두 다른 종목보다 수면장애로 고생하는 선수가 많다는 연구결과가 있다. 이 두 종목 선수들은 훈련보다 더 혹독하게 체중관리를 해야 한다. 살을 빼려면 몸이 쓰는 것보다 적게 먹어야 한다. 그런데 몸에 에너지가 부족해지면 밤에 체온과 수면양상에 영향을 미치는 과대사(hypometabolic state)가 일어난다. 단지 허기져서 잠이 안 오는 정도가 아니라 에너지가 모자라 몸이 편히 잘 준비를 못 하는 것이다. 남들보다 잘 못 먹고 강도 높은 훈련으로 에너지 소모가 많으니 에너지 결핍은 더욱 커진다. 게다가 체중조절은 스트레스가 무척 크다. 자연적이고 필수적인 본능을 따르는 욕구를 억누르는 것만큼 고통스러운 일은 많지 않다. 과도한 체중조절로 스트레스가 쌓일수록 잠은 점점 더 오지 않는다. 아티스틱 스위밍, 체조, 복싱, 유도 등 극한훈련과 체중관리를 감내해야 하는 종목 선수들에겐 잘 자는 것이 결코 쉬운 일이 아니다.

셋째, 스트레스로 인한 불안감도 한몫한다.

스포츠는 경쟁이다. 성취 수준이 높아질수록 경쟁은 더욱 빡빡하고 치열하다. 엘리트 운동선수는 극심한 경쟁을 끊임없이 반복해야만 한다. 지나친 경쟁으로 인한 부담과 스트레스는 불면증 등 건강 악화로 이어진다. 테니스 스타 오사카 나오미(Osaka Naomi)가 2021년 프랑스오픈 테니스대회 도중에 정신 건강을 이유로 기권하는 일도 있었다. 그는 4년 연속으로 메이저 대회에서 우승하며 전성기를 맞이한 최정상 선수였다. 최고 수준의 기량을 가진 선수일수록 끝없는 경쟁이 주는 압박에서 벗어나기 힘들다. 그러니 시합 전날 밤에 잘 자기는 더욱 어렵다. 엘리트 선수 중 80퍼센트가 '경기 전 불면증'이 있다는 연구결과도 있다. 다음날 치를 경기에 대한 긴장과 불안은 잠자리에 들어 눈을 감으면 최고조에 이른다. 게다가 다음날 시합을 잘 치르려면 충분히 자야 한다는 것이 스트레스가 된다. 꼭 잘 자야만 된다고 생각하니, 잠이 안 올까 봐 불안해진다. 시합 때문에 긴장하고 충분히 못 잘까 봐 걱정하고 이래저래 잠 못 드는 밤이 되고 만다.

넷째, 원정경기도 영향을 미친다.

집 떠나면 고생이다. 여행이나 출장을 갔을 때 밤새 뒤척이며 잠 못 이룬 경험이 있을 것이다. 엘리트 선수는 원정경기를 많이 치른다. 시즌이 긴 프로스포츠 선수는 한 해에 절반 넘게 떠돌이 생활을 한다. 일단 원정경기는 장거리 이동을 하는 경우가 많기 때문에 여행 피로가 쌓인다. 장시간 앉아 있는 불편함, 멀미, 비행기 탑승 불안, 비행기 객실 공기압으로 인한 탈수, 비행기 연착으로 인한 일정 지연, 크고 작은 사고 등 여행은 몸과 마음을 힘들게 한다. 낯설고 불편한 잠자리도 잘 자는 데 도움이 되지 않는다. 잠자리가 달라진 첫날은 특히 잠들기 어렵다는 것이 반복적으로 밝혀진 연구결과다. 낯선 곳은 위험하니 긴장을 풀지 않도록 우리 몸이 진화한 것이다. 시차도 문제다. 시차가 3시간 이상 나면 자는 데 문제가 생길 가능성이 크다. 원정지 시간은 달라졌지만 생체시계는 여전히 사는 곳의 시간에 맞춰져 있기 때문이다. 우리 몸이 원정지 시간을 못 따라가 잘 준비가 안 된 것이다. 원정 일정도 좋지 않다. 도착지에 밤늦게 도착하는 경우가 많아 여유 있게 잘 준비를 하기 어렵다. 집으로 돌아올 때는 더욱 심하다. LG트윈스 선수들이 부산 원정 3연전 마지막 야간 경기를 마치고, 다음 날 홈경기를 치르려고 서울에 도착하는 걸 생각해보라. 자정이 훌쩍 넘어 있을 것이다.

마지막으로, 새벽이나 늦은 밤에 하는 특훈도 빼놓을 수 없다.

선수들에게는 아무리 많이 해도 운동시간이 모자란다. 하루에 두 번 운동하는 것은 기본이고 새벽, 야간 특훈도 자주 있다. 대회가 가까워지면 이런 특훈을 날마다 한다. 오전 6시에 운동하려면 5시엔 일어나야 한다. 전날 일찌감치 오후 10시쯤 잠자리에 들었다고 해도 7시간도 못 자는 것이다. 아침 일찍 일어나 고강도 운동을 하면 생체시계도 망가진다. 낮이나 초저녁엔 졸고 정작 밤엔 잠이 안 온다. 저녁 고강도 훈련 후에 2시간 정도는 잠을 이루기 어렵다. 오후 9시에 운동을 끝냈다면 아무리 빨라도 11시나 돼야 몸이 잘 준비가 된다. 최소 권장 수면시간을 채우려면 8시까진 자야 한다. 그러려면 다음날 일정이 한가해야 하지만 그런 경우는 거의 없다. 게다가 경기 일정이 밤늦게 잡혀 있는 경우도 많아 선수들의 꿀잠을 더욱 어렵게 만든다.

운동선수들은 경기력 향상을 위해 전문가의 도움을 받는다. 하지만 아무리 전문가라도 선수의 사생활에 깊이 관여하기는 어렵다. 운동선수 자신이 스스로 원칙을 세워 컨디션 관리를 하는 것이 좋다. 아래 제시한 수면 수칙을 참고하자.

운동선수를 위한 10가지 수면 수칙

- 새벽 훈련과 심야 경기를 피하라.

  8시간 수면 보장이 어려운 아침 8시 이전 훈련과 9시 이후에 끝나는 경기 일정은 잡지 않도록 지도자와 스포츠 실무자 모두 노력해야 한다.

- **적절한 훈련 강도를 유지하라.**

  갑자기 운동 횟수와 강도를 높이거나 몸에 무리가 갈 정도로 혹독하게 훈련하면 수면이 방해받고 실력 향상에도 도움이 되지 않는다.

- **술과 담배는 끊어라.**

  운동선수에게 술과 담배 모두 도움이 되지 않는다. 운동에는 물론이고 잠에는 독극물이나 다름없다.

- **커피 등 각성 음료는 오전으로 제한하라.**

  점심식사 후 커피 한 잔을 도저히 참기 어렵다면 2시 전까지 한 잔만 즐기는 것이 좋다.

- **침실에선 잠만 자라. 오로지 잠자기 좋은 공간으로 꾸며라.**

  침실은 시원하고 가능한 한 어둡게 만드는 것이 좋다. 소음도 없어야 한다. 침실엔 침대만 있는 것이 제일 좋다. TV는 침실에 놓을 물건이 아니다.

- **휴대전화를 멀리하라.**

  늦어도 잠자리에 들기 1시간 전엔 휴대전화 사용을 멈춰라. 휴대전화와 함께 잠자리에 드는 것은 안 자겠다는 것과 다름없다.

- **낮잠은 30분 이내로 3시 전까지만 자자.**

  낮잠으로 부족한 잠을 일부 보충할 수 있다. 하지만 30분 이내로 자고 3시 전에는 일어나야 밤 수면을 방해받지 않는다. 낮잠은 보조수단이다. 설친 밤잠을 완전히 만회하지는 못한다.

- **매일 같은 시간에 누워라.**

규칙적으로 잠자리에 들고 일어나야 한다. 특히 매일 같은 시간에 자는 습관을 들이는 것이 더욱 중요하다.

- **잠자리 의식을 행하라.**

  잠자리에 들기 전 가벼운 스트레칭, 음악 듣기, 명상, 샤워 등을 매일 일정한 시간에 반복하는 자신만의 루틴이 잘 준비를 돕는다.

- **잘한 것과 이긴 이유를 생각하라.**

  잠자리에 들면 잘 안 된 동작이나 경기에 진 이유가 머릿속을 맴돈다. 잊으려 애쓸수록 떠나지 않는다. 이럴 땐 완전히 다른 생각을 하는 것이 효과적이다. 잘한 일이 하나도 없을 순 없다. 좋은 플레이를 떠올려보자. 좋은 일은 그 생각에 집착하거나 오래 매달리기가 어렵다. 점점 생각이 없어지면서 잠이 올 것이다.

잠 잘 자는
몇 가지 운동 팁

~~~~~~~~~

살면서 누구도 불면을 피할 수는 없다. 언제, 얼마나 자주, 얼마나 오래, 얼마나 심각하게 겪는지 차이가 있을 뿐이다. 잘 자는 사람들은 불면을 겪은 적이 없다기보다는 불면에서 벗어나는 효과 좋은 방법을 때마다 용케 찾았을 뿐이다. 나 역시 많은 잠 못 이루는 밤을 경험했다. 증상이 상당히 심한 적도 몇 번 있었지만 다행히 이겨낼 수 있었다. 각기 다른 이유로 생긴 수면 문제였는데 모두 해결책은 결국 운동이었다.

처음 심한 불면을 경험한 것은 전역 직후였다. 최전방에서 철책을 지키는 부대를 지휘하는 임무를 수행했다. 부대가 맡은 주요 임무가 경계인지라 밤을 꼬박 세워 철책을 순찰하고 아침에 서너 시간 자는 일과를 군생활 내내 반복했다. 2년이나 그렇게 살았으니 전역을 한 뒤에도 깨진 정상 수면리듬은 잘 돌아오지 않았다. 졸업한 뒤에 입대를 한 터라 제대한 뒤 한동안 백수 상태였고, 그나마 열심히 하던 농구도 주말에 시합이나 다니며 하다 말다 했다. 수면리듬은 망가져 있는데 미래는 불안하고 생활도 운동도 규칙적이지 못했으니, 지금 생각해보면 잠을 잘 잤다면 이상할 정도다. 다행히 첫 번째 불면은 대학원 생활을 시작한 뒤 나도 모르게 좋아졌다. 지나고 보니, 아침 일찍 일어나서(6시) 대학원 연구실에서 공부를 했고, 일과 후에 최소 주 3회 이상 강도 높게 농구와 달리기를 한 덕분이라 생각된다.

기억에 남을 만한 두 번째 불면은 미국으로 유학을 떠난 첫 해에 찾아왔다. 이전과는 차원이 다른 진짜 불면증이었다. 밤새 잠 못 들기도 하고, 잠이 들어도 깨어 있는 듯한 밤이 많았다. "안녕히 주무셨어요?"라는 말이 왜 모두가 사용하는 아침인사인지 이때 깨달았다. 하지만 최악은 아니었던 것이, 밤에 못 자도 낮에 별 문제는 없었다. 조금 피곤하고 나른한 건 그러려니 하고 살 때였다. 아직 젊고 건강했을 때다. 게다가 다행인 것은 못 자는 원인이 명확했다.

첫 번째 이유는 급격한 환경변화임이 분명했다. 플로리다주립대학교에서의 생활은 모든 것이 한국과 전혀 달랐다. 시차도 낮밤이 완전히 뒤바뀐 14시간 차이였고, 날씨도 무척 습하고 더운 아열대 기후였으며, 음식이나 언어, 만나는 사람, 집과 주변환경까지 그야말로 이국적인 것들로 가득했다. 둘째, 자칫 잘못하면 한국으로 돌아갈 수 있다는 불안감, 살아남아 성공하려면 월

등히 잘해야 한다는 정신적 부담이 가장 컸을 때였다. 가장 중요한 세 번째 이유는 바로 운동이 부족했기 때문이다. 유학까지 결정해서 타지에 온 마당에 오로지 공부만으로 승부를 봐야겠다고 생각했다. 매주 금요일 한국 유학생들과 정말 가볍게 테니스를 치고 술 마시는 것 외엔 오직 공부만 했다.

첫 번째 학기가 끝날 때쯤, 잠도 좀 자고 스트레스도 풀려면 시간을 내서라도 운동을 해야겠다는 생각이 들었다. 그나마 할줄 아는 운동은 농구밖에 없는데 미국대학에서 한국인이 농구할 곳을 찾기가 마땅치 않았다. 마침 학과에 농구를 좋아하는 박사과정 미국인 친구가 있어 도움을 받았다. 일주일에 두 번 체육관에 가서 농구를 하기로 했다. 갈 때마다 정말 구토가 나오기 직전까지 죽어라 뛰었다. 그러다가 두 번째 학기를 시작했다. 이때부터는 체력단련 수업을 맡아 학생들과 함께 뛰며 운동을 조금 더 할 수 있게 되었다. 주변환경도 조금은 익숙해졌고, 장학금도 받게 되어 대학에서 쫓겨날지도 모른다는 불안감이 사라졌다. 그러자 잠이 잘 오기 시작했다. 특히 농구를 한 날은 꿀잠을 잘 수 있었다. 운동하려고 뺀 시간이 전혀 아깝지 않았다. 역시 다시 운동을 시작하길 정말 잘했다고, 앞으로도 쭉 열심히 하기로 다짐했다.

마지막으로 잠 때문에 어려움을 겪은 것은 서울대학교에 부임한 지 2년쯤 지났을 때였다. 평소에 눕자마자 잠드는 정도는 아니었지만 잠드는 데 큰 어려움은 없었다. 그런데 이번에는 잠들어도 깊은 잠에 빠지지 못하고 밤새 자다 깨다를 반복하는 것이 문제였다. 이른 아침엔 더 자고 싶어도 다시 잠들지 못했다. 과음한 다음 날이나 피곤한 일이 많았던 날은 더 심해졌다. 다들 나이가 들면 원래 그런 거라고 했다. 학교 일로 스트레스가 너무 많아서 그런 거라고도 했다. 나도 그러려니 했다. 나이 들면 이렇게 참고 사는 거구나 하고 받아들였다. 세월의 힘을 어떻게 거스를 수 있겠는가?

이즈음 발목과 무릎, 어깨, 허리가 모두 많이 상해서 더 이상 농구를 마음껏 즐기기 어려워졌다. 그래서 부족해진 운동량을 보충하고 망가진 몸도 다시 만들 겸 웨이트 트레이닝을 시작했다. 처음에는 웨이트 트레이닝 기구 두세 가지를 부담 없이 해보았다. 운동시간도 십 분 남짓. 그렇게 일주일에 두 번 정도가 전부였다. 그런데 이 효과가 기가 막혔다. 우선 무릎과 어깨통증이 크게 줄었다. 목뒤 뻐근함이나 여기 저기 있던 근육통이 사라졌다. 예전에는 웨이트 트레이닝을 하면 근육이 빵빵해지고 뻣뻣해지는 느낌이었는데, 이제는 운동 후에 몸이 부드럽고 시원했다. 무엇보다 웨이트 트레이닝을 했다고 이렇게 수면의 질이 좋아질 줄은 미처 몰랐다. 어쩌다 웨이트 트레이닝을 며칠 쉴 때면 그 차이를 확실히 느낄 수 있었다.

뜻밖의 효과가 신기해서 운동 종류를 하나 둘 더하다 보니 운동시간은 어느새 한 시간으로 늘어났다. 일주일에 두 번으로는 모자라 주말운동을 추가했다. 건강관리에 탄력을 받아 '두주불사(斗酒不辭)'로 마시던 술도 끊었다. 수면개선과 노화방지 효과를 바로 옆에서 확인한 아내도 한동안 쉬었던 운동을 다시 시작했다. 동네 체육관에 등록해 함께 다녔다. 초등학생이 된 딸아이의 같은 반 친구들과 함께 등산을 간 적이 있는데 너무 좋았다. 그때부터 6년째 가족 주말활동으로 여기저기 등산을 다니고 있다. 웨이트 트레이닝도 등산도 가족과 함께하니 더 즐겁게 꾸준히 할 수 있었다. 가끔 잘 못 자는 날도 있지만, 나도 아내도 평소에는 푹 잘 잔다. 주말에도 졸음이 몰려와 밤늦게까지 놀지 못하는 것이 야속할 정도다.

운동이 좋다는 것, 운동이 수면에 도움이 될 거라는 점, 모두가 잘 알 것이다. 그런데 명색이 운동전문가인 나도 운동이 주는 혜택은 항상 뜻밖이다. 직접 경험할 때마다 운동 효과에 새삼 놀란다. 운동이 잠에 어떻게 얼마나 좋은지 직접 체험해본 적이 있는가? 아니라면 눈 딱 감고 한번 저질러보라. 그 어떤 효과를 기대하든 기대 이상일 것이다. 운동을 안 하는 사람은 있어도, 애써 운동해봐야 아무 소용없다거나, 괜히 열심히 운동했다고 후회하는 사람은 보지 못했다.

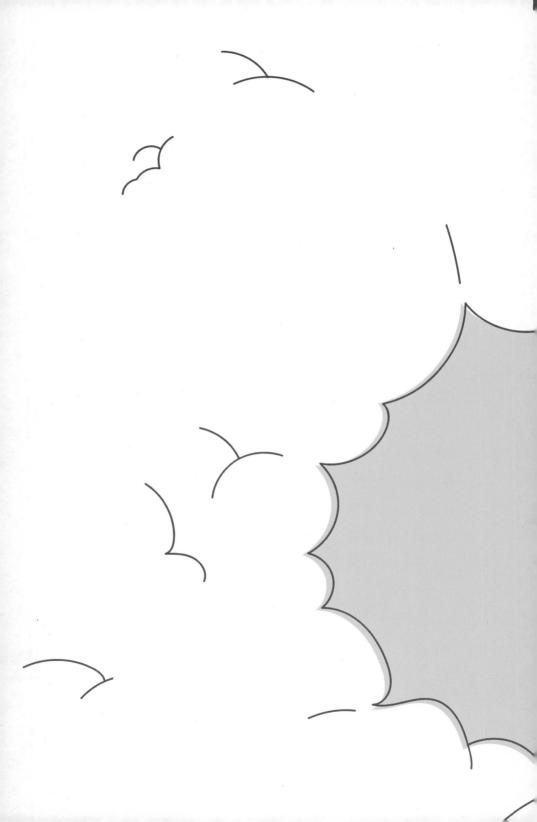

4장

수면과 불면,
그 사이 어딘가를
헤매는 당신에게

"절망에서 희망으로 건너가는 가장 좋은 다리는
밤에 꿀잠을 자는 것이다."
- **조셉 코스만(Joseph Cossman)**

수많은 환자들이 진료 현장에서 내게 질문을 해온다. 그 중에서 가장 빈번하고 의미 있는 질문들을 골라 단답형 답을 달았다. 앞부분에서 자세히 해설한 것을 정리해 당장 오늘 밤 단잠을 자게 해주는 단기처방이라고 할 수 있다. 부디 이 처방 중 하나라도 기억하고 실천하여 오늘은 단잠을 주무시길 바란다.

Q. 나이가 드니 자꾸 자다가 중간에 깹니다. 이유가 뭔가요? 빨리 다시 잠드는 방법은 없을까요?

연령은 수면 단계에 영향을 주는 중요한 요인입니다. 연령이 높아지면 자다가 깨는 일이 빈번해지는데, 이를 '수면분절'이라고 합니다. 노화가 진행되면서 이런 수면분절 이외에 깊은 잠인 서파수면과 렘수면이 줄어듭니다. 이런 노화에 따른 변화 외에도 연령이 증가하면서 수면장애와 신체질환이 늘어나게 되어 수면의 질을 떨어뜨릴 수 있습니다. 많은 사람들이 자다가 깼을 때 시간을 확인하는 습관이 있는데, 이는 다시 잠드는 것을 방해할 수 있습니다. 침실에서 시계를 치우고, 휴대전화로 시간을 확인하는 습관을 버리는 것이 다시 빨리 잠드는 지름길입니다.

Q. 몸은 너무 피곤한데 잠들기 어려운 이유는 뭘까요? 좋은 해결책이 있을까요?

예를 들면 장거리 운전을 하고 밤늦게 귀가해서 잠을 청할 때 몸과 마음의 흥분이 가라앉지 않아서 잠들기 어려운 경우가 있습니다. 피곤해서 빨리 잠들기를 바라지만 오히려 잠이 더 안 오는 것이지요. 잠잘 무렵에는 몸과 마음의 흥분을 가라앉히고 이완하면서 잘 준비를 하는 '준비시간'이 필요합니다. 가벼운 독서나 잔잔한 음악, 족욕이나 반신욕, 복식호흡 등을 활용하는 것도 좋은 방법입니다.

> **Q.** 평일에 4~5시간 정도 자고 주말에 몰아서 자는 편입니다. 이렇게 부족한 수면을 보충하는 것이 건강에 도움이 되나요?

'수면 빚'이라는 개념이 있습니다. 부족한 수면이 빚처럼 쌓여가다가 주말이나 휴일 등에 몰아 자면 그 빚을 갚게 된다는 것이지요. 바쁜 업무나 학업 등으로 수면부족이 축적되면 어쩔 수 없이 주말에 몰아서 자게 됩니다. 하지만 이것이 건강에 도움이 된다기보다는 건강에 더 큰 악영향을 끼치는 걸 막으려는 우리 몸의 방어기제라고 보는 것이 맞습니다. 수면부족과 비만과의 연관성을 조사한 제 연구에서 부족한 수면을 주말에 보충하면 수면부족이 체중증가에 미치는 악영향을 다소 상쇄할 수 있다고 보고했으나 완전히 확정적인 결과는 아닙니다. 또 다른 연구에서는 수면부족과 우울, 자살사고 등 정신 건강과의 연관성을 살폈는데, 이때 주말 보충수면은 수면부족의 지표였습니다. 다시 말하면 주말 보충수면이 많을수록 평소 수면부족이 심하여 높은 우울 등 정신 건강 문제와 연관성이 있다는 것입니다. 그러니 '주말에 더 자면 돼.'라고 생각하지 말고 평일 수면시간을 조금이라도 늘리는 방향으로 수면습관을 개선하시길 권합니다.

Q. 밤 10시에서 새벽 2시까지가 수면 황금시간이라는데, 반드시 이 시간을 지켜서 자는 것이 좋을까요?

사람마다 필요한 수면시간은 모두 다릅니다. 잠이 많은 사람도 있고, 적은 사람도 있으니까요. 마찬가지로 사람마다 일주기 리듬 또한 조금씩 달라서 아침형 인간도 있고, 저녁형 인간도 있습니다. 밤 10시에서 새벽 2시가 수면의 황금기라는 말은 앞에서 설명한 서파수면(비렘수면 3단계), 즉 깊은 잠이 수면의 전반부에 주로 나오니 이 시간에 잠을 자는 것이 좋다는 말로 생각됩니다. 하지만 수면시간과 일주기 리듬 모두 개인차가 있으므로 반드시 이 시간을 지켜 잠을 자야 한다기보다는 규칙적으로 충분한 수면을 취한다는 원칙을 세우는 것이 더욱 현명해 보입니다.

Q. 아침형 인간과 저녁형 인간은 수면의 질이 크게 다른가요? 저는 저녁형 인간인데 잠을 자도 늘 피곤한 것 같아요. 이를 바꿀 수 있을까요?

아침형 인간이나 저녁형 인간을 결정하는 것은 우리 몸의 생체시계입니다. 이는 유전자에 의해 결정된다고 볼 수 있지요. 따라서 극단적인 아침형과 저녁형의 경우 저녁형에서 아침형으로, 아침형에서 저녁형으로 바꾸는 것은 쉽지 않습니다. 강한 빛을 특정 시간에 쬐고 취침과 기상을 조정하려고 많은 노력을 기울여서 일시적으로 바꾼다 하더라도, 다시 제자리로 돌아가기 쉽습니다. 사람마다 생체시계를 결정하는 유전자가 다른 것은 사람마다 지문이 다르듯 신체활동 패턴도 다르다는 것을 의미합니다. 특히 저녁형은 새벽 4~5시에 자서 정오 이후에 기상하는 경우가 많은데, 침실에 암막 커튼이 설치되어 있지 않다면 아침에 해가 떠서 침실이 밝은 상태에서 잠을 자기 때문에 수면의 질이 떨어질 수 있습니다. 특히 저녁형의 경우 늦게 자는데, 등교나 출근을 위해 이른 시간에 기상하면 수면 부족이 발생합니다.

Q. 수면시간이 늘 부족한 10대 자녀가 있는데, 시험기간에는 수면시간을 어떻게 관리해야 좋을까요?

'사당오락'이라는 말이 있을 정도로 우리 문화는 충분한 수면을 사치로 여깁니다. 하지만 수면부족은 집중력이나 기억력 등 인지기능을 오히려 떨어뜨립니다. 그럼에도 불안감 때문에 잠을 줄여 공부하는 학생들이 많은 것이 현실입니다. 시험기간이라도 가급적 충분히 자는 것이 오히려 집중해서 시험문제를 푸는 데에 도움이 될 수 있습니다.

Q. 자다가 이를 가는 이유는 뭘까요?

이갈이는 잘 때 치아를 꽉 물거나 옆으로 갈면서 생기는데, 원인은 명확하게 알려져 있지 않습니다. 대개 스트레스나 높은 긴장을 원인으로 꼽습니다. 이갈이로 인한 가장 큰 문제는 본인은 잘 느끼지 못하지만 소음으로 인해 동침자의 수면을 방해한다는 것입니다. 또한 장기간 이를 갈면서 치아가 마모되어 손상되고 턱관절 질환의 원인이 될 수 있으니 이갈이가 심하다면 전문가의 조언을 구하는 것도 좋은 방법입니다.

> **Q.** 몽유병은 왜 생길까요?

몽유병은 수면장애의 큰 분류상 각성장애로 분류할 수 있습니다. 서파수면, 즉 깊은 잠에서 잘 깨지 못하고 수면 중 침대를 떠나 걸어다니는 등의 증상을 보이는 것입니다. 서파수면 중 발생하는 '수면 중 행동'이므로 주로 수면의 전반부에 나타나고, 아침에 일어나서는 본인의 행동에 대해 전혀 기억하지 못하는 경우가 많습니다. 어린아이들은 아직 뇌가 성숙하는 과정이므로 성장과정에서 있을 수 있는 증상이라고 봅니다. 하지만 성인이고 증상이 심할 경우에는 약물치료가 필요할 수도 있으니 전문가와 상의하는 것이 좋습니다.

Q. 생리주기와 수면이 관련이 있다고 하는데, 폐경을 하면 불면증이 나아질까요?

폐경 후에는 대개 불면증의 빈도가 더 늘어나고 폐쇄성 수면무호흡증과 같은 수면장애의 빈도도 증가합니다. 폐경기 증상 중 하나인 안면홍조와 같은 혈관성 증상들이 주로 야간에 발생하고 이런 증상으로 인해 불면증상 또한 심해지기 때문입니다. 또한 폐경 이후 여성은 복부비만이 증가하고 호르몬이 변화하면서 코골이나 폐쇄성 수면무호흡증의 위험이 남성과 비슷한 수준으로 높아진다는 보고도 있습니다. 폐쇄성 수면무호흡증 같은 수면장애는 수면의 질을 저하시키고 수면 중 자꾸 깨는 원인이 됩니다. 또 흔한 수면장애 중 하나인 하지불안증후군도 50대에 그 유병률이 정점에 이르러 수면문제를 일으킬 수 있으니, 여성은 폐경 후 오히려 수면장애가 심해질 수 있습니다.

Q. 임신과 출산으로 인해 수면장애가 생길 수 있나요?

임신 중에는 철결핍으로 인해 하지불안증후군이 발생하기 쉬우며, 체중증가 및 복부팽창으로 인해 수면무호흡증의 위험 또한 증가할 수 있습니다. 따라서 수면 시 하지불편감, 무호흡 등의 증상이 있으면 전문가와 상의하는 것이 좋습니다. 출산 후에는 아기를 데리고 자면서 모유수유 등에 신경을 써야 하는 현실적인 문제로 수면부족이 심해지고, 출산 후 우울증 등이 원인이 되어 수면장애를 호소하기도 합니다.

Q. 우울증이 수면에 영향을 미칠까요?

우울증 환자의 4분의 3 정도가 수면문제를 경험한다고 합니다. 우울증에서의 수면문제는 불면증상이 흔하지만 비정형 우울증의 경우 과수면 증상을 보이기도 합니다. 특히 불면증상을 동반하는 우울증에서는 우울증과 불면증 두 가지를 모두 열심히 치료하는 것이 가장 좋은 경과를 보인다고 알려져 있습니다. 우울증을 치료하는 약은 종류에 따라 다르나 수면에 영향을 미칠 수 있습니다. 일부의 약제들은 졸음이 오는 부작용이 있어서 주로 취침 전에 복용하도록 처방하고, 수면에 영향이 별로 없는 약제들은 오전에 복용하도록 합니다. 일부 우울증 치료제의 경우 졸림 부작용을 이용해 우울증 치료 용량보다 저용량으로 불면증 치료제로 사용하기도 합니다.

Q. 똑바로 누워 자거나 옆으로 누워 자는 등의 수면자세도 숙면에 영향을 미치나요?

보통 폐쇄성 수면무호흡증이 있는 경우에는 똑바로 누워 자면 증상이 악화됩니다. 코골이나 무호흡 등의 증상이 있을 때는 옆으로 누워 자면 증상이 완화되지요. 왼쪽 옆으로 누워 자면 위식도 역류증상을 다소 완화할 수 있습니다. 이렇게 볼 때 수면자세가 수면의 질에도 영향을 줄 수 있다고 할 수 있습니다. 하지만 수면자세는 잠이 들고 나면 의식적으로 조절할 수 없으며 본인이 가장 편안하게 느끼는 자세를 취하게 됩니다. 또한 수면 중 자신도 모르게 여러 번 자세를 바꾸기 때문에 수면자세를 의식적으로 통제하여 수면의 질을 개선하는 것은 어렵다고 생각됩니다.

Q. 딱딱한 매트리스나 낮은 베개 등 수면환경에 중요한 영향을 미친다고 알려진 요소들이 있는데, 이런 요소들에 정답이 있는 걸까요?

정해진 답은 없습니다. 주관적으로 본인이 편안하고 쾌적하다고 느끼는 침실 환경이 가장 좋습니다. 어둡고 조용하고 너무 덥지도 춥지도 않은, 자신이 편안하다고 느끼는 환경이 바로 '정답'입니다.

Q. 배가 고프면 잠이 안 오지만 야식을 먹으면 잠이 잘 옵니다. 야식이 잠자는 데 도움이 되나요?

배가 고프거나 배가 부른 상태 모두 숙면을 방해할 수 있습니다. 따라서 배가 고프지 않을 정도의 간단한 스낵 혹은 세로토닌의 전구체인 트립토판이 함유된 따뜻한 우유 한잔 정도가 자기 전에 먹는 음식으로 적당합니다.

Q. ASMR이나 수면음악이 숙면에 도움이 될까요?

일부 ASMR이나 수면음악이 숙면에 도움이 된다는 보고가 있었으나 아직 과학적으로 검증된 바는 없습니다. 숙면을 위해서라면 어떠한 소리도 없는 조용한 환경을 더 권합니다. 다만 만성적인 불면증 환자들의 경우에는 자려고 누웠을 때 다양한 걱정이 떠오르고 잠을 못 잘까 봐 불안해하기 때문에 주의를 돌리려고 음악이나 종교적인 소리를 듣고자 하는 경우가 있습니다. 이를 통해 일시적인 도움을 받을 수는 있지만 증상이 다소 호전되어 불안이 줄어들면 조용한 환경이 숙면에 더 도움이 됩니다.

감사의 글 1

"정말 고맙습니다. 꿀잠 주무실 거예요."

이 책을 끝까지, 여기 감사의 글까지 읽어주신 독자분께 진심으로 감사드린다.

이 책은 우리 연구실 학생들의 도움이 없었다면 나올 수 없었을 것이다. 진국, 지호, 석균, 경택, 준희, 성진, 태규, 소영, 성중, 다운, 정말 고맙다.

서울대학교 동료 교수님들께도 이 자리를 빌어 감사의 마음을 전하고 싶다. 세계 Top10 체육교육과, 사범대학, 전국 최강 교수 테니스 팀, 교수 농구회 교수님과 곁에서 많은 가르침과 열심히 해나갈 힘을 주시는 서울대학교 동료 교수님들이 함께해주셨기에 이 책이 나올 수 있었다.

우리 대학 학생들을 위해 동고동락하고 있는 서울대학교 경력개발센터 교직원 선생님들께도 감사인사 드린다. 조영숙 실장님, 박여주, 정민주, 정수정, 박량희, 서우리, 임지연, 권현지, 오성은, 함주현, 안진우 선생님께 감사드린다.

책의 기획부터 마무리까지 조언과 지원, 그리고 동기부여를

아끼지 않으신 출판사 편집자님들께도 진심으로 감사드린다.

책 한번 써보자고 무턱대고 덤비는 나와 함께 이 책을 집필하신 공저자 이유진, 최승홍 교수님께는 죄송함과 존경하는 마음을 담아 깊이 감사드린다.

3년 전 출간한 책에 도움을 주신 일가친척에게 감사의 마음을 전하지 못해서 무척 죄송했다. 늘 고마운 마음 간직하고 있다는 말씀을 꼭 드리고 싶다. 어머니, 아버지, 장인, 장모님, 정원 누님, 승원 형님, 현애, 판수, 준서, 현규, 모두 정말 고맙다. 마지막으로 세상에서 가장 사랑하는 두 사람, 우리 옥이와 은서에게 감사한다.

"옥아, 은서야! 고마워, 사랑해."

김유겸

감사의 글 2

2003년 세부 전공으로 수면의학을 시작하게 된 건 정말 우연이었다. 원래 수면의학 전임의를 하려고 했던 분이 갑자기 심경의 변화를 일으켜 결원이 발생했는데, 전문의 시험을 본 직후 출산을 하여 앞으로의 인생에 대해 아무 계획도 세울 수 없었던 내게 교수님께서 이 자리를 권하셨다. 그렇게 '우연히' 시작한 수면의학에 대한 진료와 연구, 교육에 매진한 것이 올해로 20년째다. 아무리 생각해도 삶은 그런 것 같다. 항상 예상을 벗어나고, 애쓰는 것은 잘 안 되기도 하며, 우연한 기회에 진정한 행복을 만나기도 하는, 그런 것 말이다.

사실 잠도 그렇다. 요즘 나를 찾아오는 불면증 환자들께 즐겨하는 말이 있다. "너무 자려고 애쓰지 마세요. 불면증은 극복하는 게 아닙니다. 하루 이틀 좀 못 자도 불안하거나 마음 쓰지 않게 되는 것, 그게 바로 좋아지는 겁니다." 스승 정도언 교수님께서 불면증은 손님이라고 하셨다. 언젠가는 간다는 것이다. 난 요즘 여기에 덧붙여 이야기한다. 손님에는 긴 손님도 있고 짧은 손님도 있는데, 손님이 안 가는 이유가 내 마음에 있는지, 생활 습관에 있는지, 내 잠 자체에 있는 것인지 살펴보자고 한다. 잠을 자려 너무 애쓰지 말고, 낮에 열심히 살고 휴식도 취하고 운동도 하다 보면 잠은 문득 그렇게 나를 찾아온다.

이 책을 쓰면서 내가 진료했던 분들이 생생하게 떠올랐다. 내게 보람과 어려움을 동시에 선사해주고, 때로는 날카로운 통찰을 가질 수 있도록 값진 경험을 주시는 수면 클리닉 환자분들께 먼저 감사 인사를 전하고 싶다. 그리고 수면의학의 세계로 이끌어주시고 많은 가르침을 주신 정도언 교수님께 감사드린다. 마지막으로 내 생활의 변함없는 '차이트게버(zeitgeber)'로써 역할을 해주고, 내 삶의 사랑과 행복의 근원이 되어주는 남편과 딸 승원이에게 감사의 말을 전하고 싶다.

이유진

감사의 글 3

이 책을 집필하면서 나 자신에게 자주 묻곤 했다. 과연 나는 잠을 잘 자는 사람인가? 물론 나는 잘 자는 사람이다. 거의 매일 꾸준히 운동하고, 잘 자려고 오후에는 커피도 마시지 않으며, 잠들 시간이 되면 지루한 책도 읽는다. 하지만 가장 도움이 되는 것은 아내 세정과의 대화다. 아내의 일상과 지금은 성인이 되어버린 아들 혁이와 딸 가연이의 생활에 대해 듣고, 병원과 대학에서 있었던 소소한 내 이야기들을 들려준다. 대화를 나누면서 우리 집은 제법 행복하구나, 생각하며 잠을 청한다.

잠자는 시간을 돌이켜 살펴보면 인생의 흐름이 고스란히 남아 있다. 어린 시절 부모님 등에 업혀 잠들던 때와 학창 시절 시험기간에 마음 졸이며 선잠을 잤던 순간들, 인턴 시절 당직실에서 간신히 두세 시간 쪽잠을 자던 기억, 그리고 지금의 내가 살아가는 하루하루의 일상과 평화롭게 잠드는 이 순간이 모여 내 삶의 흔적이 되었다. 나이가 들면서 점점 더 오늘이 소중해지고, 잠은 이 소중한 하루의 마지막이자 시작이다. 하루를 마무리하고 시작하는 시간에 벌써 20년 넘게 내 옆을 지켜준 이가 바로 세상에서 가장 사랑하는 아내 세정이다. 이 책을 쓰면서 가장 많이 생각한 사람이기에, 늘 내 옆을 묵묵히 지켜준 데 대한 감사의 마음을 조금이라도 책에 담고 싶었다.

　최근에 우연히 보게 된 TV 프로그램 중에 〈조선의 사랑꾼〉이라는 예능 프로그램이 있는데, 중간에 이런 이야기가 나온다. 얼마 전에 결혼한 출연자가 아내에게 팔베개를 해주고 자다가 팔에 마비가 왔다는 것이다. 이 증상은 '토요일 밤의 마비(Saturday night palsy)' 혹은 '신혼마비(honeymoon palsy)'라고 불린다. 위팔을 지나가는 요골신경이 팔베개를 벤 사람의 머리에 장시간 눌려서 생기는 현상이다(물론 잘못된 자세로 자는 등 다른 원인으로 발생하는 경우도 있다). 나도 20여년 전에 비슷한 경험이 있어, 아내와 함께 그 장면을 보고 크게 웃었다. 이제 그럴 일은 없겠지만, 사랑하는 아내에게 마음의 팔베개는 언제까지고 남겨두겠노라 전하고 싶다.

최승홍

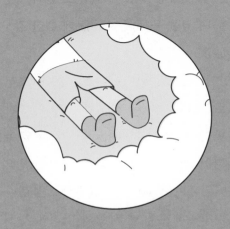

추천의 글

건강을 위한 가장 중요한 투자는 '잠'입니다. 이 책은 가장 효과적이고 명쾌한 잠에 대한 투자법을 알려줍니다. 책을 읽는 모든 이들의 성공적인 투자를 기원합니다.

시골의사 박경철_외과전문의/경제전문가

항상 내 건강을 챙겨주는 최승홍 교수, 내 운동을 책임져주는 김유겸 교수, 그리고 수면의학의 대가 이유진 교수까지, 우리 국민들의 건강한 수면을 위해 최고의 전문가들이 힘을 모았습니다. 저도 건강한 수면으로 제 뇌 건강을 지키고자 합니다.

현택환_서울대학교 석좌교수

꿀잠의 과학

초판 1쇄 발행 2023년 2월 22일
초판 2쇄 발행 2023년 4월 26일

지은이 김유겸, 이유진, 최승홍
펴낸이 이승현

출판2 본부장 박태근
W&G 팀장 류혜정
편집진행 문아
디자인 THISCOVER

펴낸곳 ㈜위즈덤하우스   **출판등록** 2000년 5월 23일 제13-1071호
주소 서울특별시 마포구 양화로 19 합정오피스빌딩 17층
전화 02) 2179-5600   **홈페이지** www.wisdomhouse.co.kr

ⓒ 김유겸, 이유진, 최승홍, 2023

ISBN 979-11-6812-582-7 03510